AF462391

La Bataille
de
Loigny-Poupry

(2 Décembre 1870)

AU POINT DE VUE DU SERVICE DE SANTÉ

PAR

le Docteur Ladislas-Xavier GORECKI

ANCIEN MÉDECIN DE LA MARINE
ET DU 92e RÉGIMENT DE MARCHE (2e ARMÉE DE LA LOIRE)
ANCIEN PRÉSIDENT
DE LA SOCIÉTÉ D'OPHTALMOLOGIE DE PARIS

PARIS
LIBRAIRIE MILITAIRE R. CHAPELOT ET Ce
IMPRIMEURS-ÉDITEURS
30, Rue et Passage Dauphine, 30

1901

A Monsieur le Docteur Dujardin-Be[illegible]

médecin inspecteur général

Son bien dévoué

Dr Joren[illegible]

BATAILLE

DE

LOIGNY-POUPRY

2 Décembre 1870

Au point de vue du Service de Santé

PAR

le Docteur Ladislas-Xavier GORECKI

ANCIEN MÉDECIN DE LA MARINE

ET DU 92e RÉGIMENT DE MARCHE (2e ARMÉE DE LA LOIRE)

— 1901 —

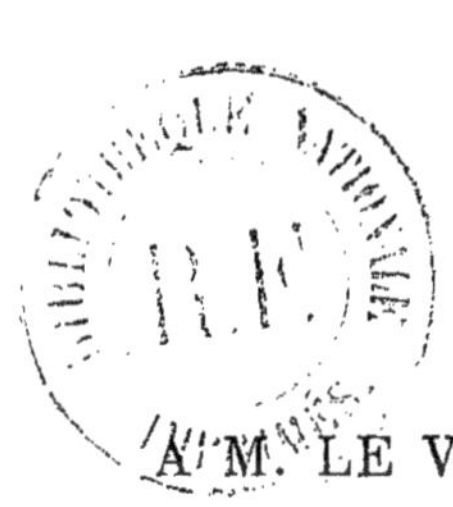

A M. LE VICOMTE RENÉ DE TOCQUEVILLE

Ancien lieutenant-colonel du 92e régiment de marche
(armée de la Loire),
Ancien député, Officier de la Légion d'honneur,
Conseiller général de la Manche.

HOMMAGE RESPECTUEUX DE L'AUTEUR

INTRODUCTION

Vous avez bien raison, mon cher docteur, d'insister sur le grand rôle du service de santé dans les guerres futures. Au point de vue militaire et humanitaire, il grandira au fur et à mesure que les combattants seront plus nombreux. Qui ne serait touché des souffrances infligées aux dévoués défenseurs de la patrie, abandonnés sans secours sur le champ de bataille, et dont vous relatez un exemple historique.

Je vous ai vu à l'œuvre en 1870 lorsqu'il s'est agi d'organiser votre service, alors que l'intendance était impuissante, je vous ai vu aussi à l'œuvre sur le champ de bataille et en particulier le 10 décembre 1870 à Josnes-Marchenoir.

Je suis heureux de vous retrouver après trente et un ans, animé de la même ardeur et du même dévouement et je suis fier d'avoir eu à conduire des hommes tels que vous.

Le lieutenant-colonel, commandant en 1870 le
92e régiment de marche,

Vicomte DE TOCQUEVILLE.
Ancien député, conseiller général de la Manche.

AVANT-PROPOS

Importance de la bataille de Loigny, — décousu des efforts, — défaut de lien entre les corps d'armée. — Le but principal du service de santé : — nécessité pour le médecin militaire d'être au courant de tous les services de l'armée. — La bataille de Loigny-Poupry n'a pas, à notre avis, attiré toute l'attention qu'elle méritait de la part des historiens qui ont assumé la tâche ingrate de rappeler nos luttes et nos défaites. Elle présente cependant un intérêt multiple et de tout premier ordre, en particulier pour le service de santé. Parfaitement préparée au point de vue stratégique, elle devait aboutir à un succès complet si la tactique et la disposition des détails avaient été à la hauteur de la stratégie. En effet, le général d'Aurelles de Paladine (1) avait réussi à déborder la gauche des Allemands en plaçant tout le 15e corps (commandé par lui-même) en *hache* à la droite des troupes de Chanzy (16e corps). Il avait constitué une forte réserve avec le 17e corps, aussi mal utilisé que possible malheureusement, tandis que les Allemands furent obligés de faire exécuter à la 22e division un changement de front au beau milieu du combat. Enfin, malgré tout, le succès eut été possible si, ainsi que nous espérons le démontrer et c'est ce que nous considérons comme le point original de notre travail, le service de santé eut été tant soit peu organisé, c'est-à-dire s'il s'était trouvé un brancard et deux brancardiers pour transporter le général de Sonis commandant le 17e corps à l'ambulance de Villepion, à 1.500 mètres à peine du point où il était tombé.

Cette bataille en outre, mieux peut-être que toute autre, montre

(1) En réalité c'était le général Chanzy qui avait suggéré à son chef le général d'Aurelles de faire soutenir la droite du 16e corps par le 15e. (Lettre du général Chanzy au général d'Aurelles, 1er décembre, page 61, La deuxième armée de la Loire : « Je crois donc qu'il est prudent que le 15e corps se porte demain sur Sentilly par Dambron. »...)

Si le mouvement eut été exécuté de bonne heure et énergiquement, la 22e division prussienne eut été enlevée et von der Thann pour la secourir eut été contraint de dégarnir sa droite.

le décousu de nos efforts ; dépourvus d'une direction d'ensemble dans l'exécution, les troupes voisines ne se liant pas entre elles, nous nous sommes épuisés en petits combats isolés, sans lien suffisant, sans cohésion. Chacun semblait se battre pour son compte particulier. Les monuments et les souvenirs des habitants gardent même la trace de cette déplorable façon de faire ; on grava sur le marbre des tombes les noms de combats de *Lumeau, de Goury, de Loigny, de Poupry* etc., et les gens qui se souviennent vous en parlent comme d'autant d'actions isolées. Pour nous rendre compte de ce que nous venons de dire, il faut lire les mémoires du temps, ou parcourir le pays comme nous l'avons fait ; inutile d'ajouter que pour ce dernier objet, il faut se hâter, car les derniers témoins oculaires dispa raissent rapidement.

Fidèle à notre habitude, nous ferons d'abord le recit succint mais aussi exact que possible de la bataille et nous verrons ensuite, étant données ces circonstances, comment a procédé le service de santé aussi bien du côté allemand que du nôtre. Si nous insistons sur des points qui ne semblent devoir n'intéresser que les militaires, c'est avec intention. Nous avons déjà eu plusieurs fois l'occasion de le répéter : le service de santé doit être l'humble serviteur du commandement, il constitue, de même que l'intendance, le service télégraphique etc..,un des rouages de l'armée. Son principal objectif est de débarrasser la troupe des impédimenta que constituent les blessés; pour cela il faut que le médecin commandant une formation soit aussi au courant qu'un officier d'état-major de tout ce qui concerne l'armée, sa tactique, ses modes d'approvisionnements,de façon d'abord à ne pas être une gêne, ensuite de profiter de toutes les circonstances qui peuvent lui faciliter sa besogne et en particulier des moyens de transport allant au retour de l'avant à l'arrière, de façon à pouvoir proposer un commandement ou même prendre directement les mesures éxécutables permettant à l'armée de conserver sa liberté d'action. Ce sont surtout ces questions qui doivent faire l'objet des études et des méditations des médecins de réserve et de territoriale auxquels nous nous adressons, qui n'ont pas à apprendre leur métier proprement dit puisqu'ils l'exercent tous les jours ; on nous excusera donc d'y revenir souvent, ce ne sont pas des hors-d'œuvres.

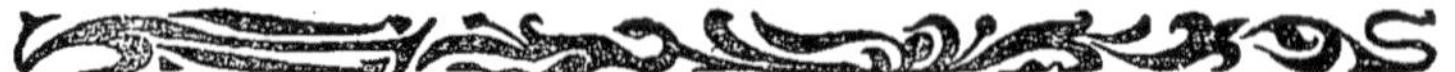

Situation des armées le 2 décembre 1870. — Nous n'avons pas à revenir sur la situation des armées au 2 décembre 1870. Rappelons seulement que du côté allemand, les forces qui se trouvèrent engagées étaient constituées 1° par le 1er corps Bavarois sous les ordres de de Treskow mais commandé par Von der Thann ; 2° les 17e et 22e divisions prussiennes et quatre brigades de cavalerie. La 4e division de cavalerie marchait avec les Bavarois, la 2e division de cavalerie marchait avec la 22e division prussienne.

De notre côté nous avions le 16e corps sous l'énergique direction de *Chanzy*, le 17e corps commandé par le général *de Sonis*, mais dont l'artillerie seule et une très faible partie fut utilisée ainsi que nous le verrons tout à l'heure, — le *15e corps* (général d'Aurelles de Paladine) qui aurait pu lui aussi décider la victoire mais qui n'engagea que faiblement une de ses brigades (Peytavin).

La veille, 1er décembre, le 16e corps avait brillamment repoussé la première brigade bavaroise et les cuirassiers bavarois, de *Gommiers*, de *Guillonville*, puis les deuxième et troisième brigades accourues au secours de la première. Le parc et le château de *Villepion* où se trouvait une ambulance bavaroise et qui malgré cela furent vigoureusement défendus par la 1re brigade tomba entre nos mains ainsi que *Nonneville* et *Faverolles* ; l'ennemi s'était retiré sur *Loigny* et *Orgères*, laissant entre nos mains de nombreux prisonniers et presque tous ses blessés. — Ce succès que 17.000 hommes de nos jeunes troupes avaient remporté sur un nombre égal de ces Bavarois qui avaient si énergiquement lutté contre la division Ducrot à Frœschevillcr (6 août 1870) faisait bien présager de la journée du lendemain.

Influence néfaste du bivouac sans feu.— Malheureusement l'effet de cet encouragement moral fut détruit par la stupide mesure du bivouac *sans feu !* Les Allemands, eux, cantonnaient n'importe comment et ne se gênaient pas avec les habitants que nous avions ordre de ménager. Ce fut la grande faute de la campagne, celle qui provoqua toutes les désertions, tous les désastres. Il faut avoir passé ces nuits glaciales en plein air, roulé par terre dans une mauvaise couverture, pour comprendre la démoralisation qui s'empara parfois de nos troupes. Sous le prétexte qu'on avait délivré de petites toiles de tente, bien vite perdues ou hors de service, l'entrée des habitations était interdite ou réservée à certains corps privilégiés. Joignez à cela que l'égoïsme des Beaucerons était tel, qu'ils cachaient avec soin leurs victuailles, refusant de nous les vendre à n'importe quel prix, et se vantant même quelquefois avec le cynisme du paysan de les conserver pour les Prussiens qui, disaient-ils, s'ils ne trouvaient rien, brûleraient et détruiraient tout !

Mouvement en avant des divisions Barry et Morandy. — Le 2 décembre le mouvement en avant des 16e et 17e corps devait se continuer, appuyé à la droite par le 15e resté sous les ordres directs du général d'Aurelles de Paladine. Nous suivrons pour raconter l'affaire militaire proprement dite, le récit fait par le général Chanzy sauf en ce qui concerne l'action du 15e corps, absolument indépendante. (Chanzy, la deuxième armée de la Loire. Plon, édit.).

Dès le matin une reconnaissance d'un escadron de hussards et une observation faite du sommet des combles du château de Villepion avait indiqué que les avant-postes ennemis occupaient Loigny et les abords de Lumeau, et qu'une troupe très considérable était massée depuis la Maladrerie jusqu'au château de Goury en passant par Tanon, Villeprevost, Beauvillers.

A huit heures le mouvement en avant commença par la 2e division (général *Barry*) se portant au nord de *Loigny* et dans la direction de *Tillai-le-peneux* ; la 1e division (*Jauréguiberry*) la suivant un peu à droite à une demi heure d'intervalle. La 3e division (de Morandy) plus à droite encore se portait de *Terminiers* sur *Lumeau* par *Neuvilliers*.

La division de cavalerie s'avançait de Muzelles, par Gommiers, Nonneville, Villevé, tout à fait à la gauche du 16e corps afin de le garantir d'un mouvement tournant venant d'Orgères, confluent des routes de Châteaudun à Janville et d'Orléans à Chartres.

Un mouvement tournant notre droite n'était pas à craindre, celle-ci étant protégée par le 15e corps placé, un peu trop loin, sur la grande route d'Orléans à Paris, par Etampes.

Défaut de préparation de l'attaque, — prise du château de Goury par la division Barry, — retraite de cette division. — A neuf heures, dit Chanzy, l'action s'engageait à Loigny que la division Barry vigoureusement menée enlevait rapidement ; cette division se porta de suite sur Beauvillers et le château de Goury sans que ce mouvement eut été préparé par l'artillerie (1). Le château fut néanmoins em-

(1) A notre époque où l'offensive est pronée à outrance, qu'on n'oublie pas qu'elle n'a jamais réussi sans une préparation soit par l'artillerie, soit par un mouvement tournant.

porté, mais la grosse ferme qui lui est accolée et qui avait été mise

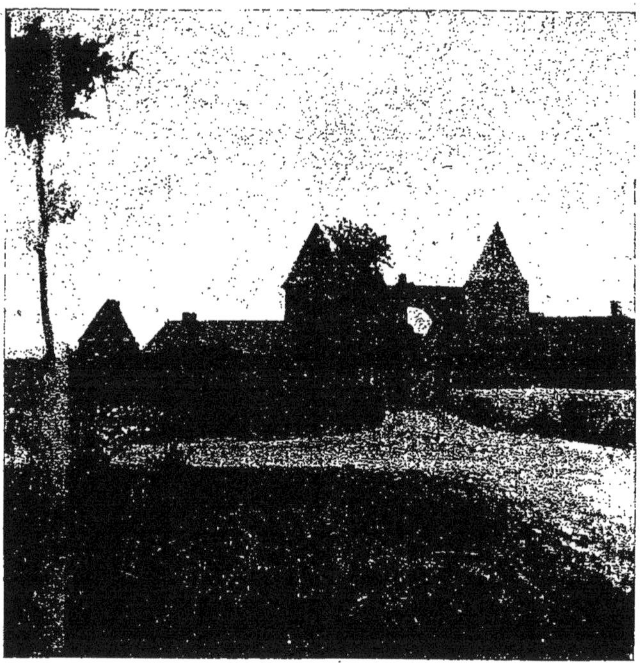

Château de Goury (entrée)

en état de défense ainsi que le parc résista à toutes les attaques, et bientôt la division Barry dut elle-même se replier sur Loigny.

Attaque de Lumeau par la division Morandy, — écrasement de cette division par l'artillerie des 17e et 22e divisions allemandes aidée de l'artillerie bavaroise. — Pendant ce temps, la 3e division (Morandy) se portait sur Lumeau, déjà quelques éclaireurs avaient atteint la grande-rue lorsque les Prussiens de la 17e division accourant de Baigneaux se précipitèrent comme une trombe, envahissant instantanément toutes les maisons du village. Ce mouvement fut tellement rapide que le souvenir en est même resté dans la mémoire des habitants. Ce n'est pas ainsi que procédaient d'habitude les Allemands quand ils croyaient avoir à éprouver une résistance. Immédiatement l'artillerie de la 17e division aidée de celle de la 22e envoyée en avant prit position sur les hauteurs qui dominent Lumeau et écrasa de son feu la division Morandy dont le gros débouchait de Neuvilliers. En même temps les batteries de Goury devenues libres par la retraite de la division Barry prenaient en écharpe ces mêmes troupes de la division Morandy. Le seul secours qui put être envoyée à cette dernière, fut une batterie de 12 de réserve qui l'aida à conserver pendant quelque temps sa position en avant de Neuvilliers (1).

Marche en avant de la brigade Bourdillon, — prise du parc de Goury. — A 10 h. 1/2 le 3e bataillon de chasseurs à pied et le 39e de marche de la brigade Bourdillon (1re division du 16e corps) envoyés par l'amiral Jauréguiberry sur l'ordre de Chanzy pour soutenir la division Barry que nous venons de voir refoulée sur Loigny s'élancent en avant et prennent le parc du château de Goury. En même temps le 75e mobiles de la brigade Bourdillon se déploie à droite de Loigny et cherche à reprendre le château de Goury sans pouvoir y parvenir, mais cet effort permet à la brigade Deplanque (de la 1re division) de s'avancer de l'autre côté de la route de Loigny à Orgères et de s'emparer de la ferme *Morale* que vient occuper le 37e de marche et où sur l'ordre du Dr Dujardin-Beaumetz, médecin-major du 31e de marche, qui croyait à la réussite du mouvement en avant, on avait dû porter des blessés lors de la première attaque de Goury, (voir plus loin).

Deuxième attaque de Lumeau par la division Morandy. — La 3e division (Morandy) que nous avons laissée en avant de Neuvilliers, profita du répit que lui donnait la reprise du parc de Goury et l'attaque de front du château pour tenter un mouvement en avant. Mais les Prussiens avaient mis le temps à profit et crénelé immédiatement les murs et les maisons de Lumeau et le général Morandy fut repoussé, en partie à Ecaillon et Neuvilliers, en partie jusqu'aux Echelles et Terminiers.

C'est que des troupes à jeun, ayant passé en plein air une nuit glaciale, sont incapables de renouveler un effort et, malgré tout leur courage, se laissent débander ; c'est un effet *physiologique* qu'il faut connaître et tâcher d'inculquer aux généraux qui ont charge des armées et qui ne préjuge pas de ce que pourrait faire cette même troupe si elle se trouvait dans des conditions physiologiques différentes.

C'était le cas de faire donner le 17e corps (de Sonis). Les volontaires de l'Ouest (zouaves pontificaux) avaient été *cantonnés* à Patay à 8 kil.

---

(1) Un monument en forme de pyramide de granit entouré d'une chaîne est élevé à mi-chemin de Lumeau et de Neuvilliers, aux combattants du *combat de Lumeau*. Le cimetière de ce village reçut 600 cadavres tombés à Lumeau, les noms des 63 qui ont succombé à leurs blessures sont gravés sur des tables de marbre dans l'église. Au-dessus du village même, se trouve isolée la tombe de Léo, comte de *Rittberg*, lieutenant de chasseurs mecklenbourgeois, né à Stettin 1846, tué à la *bataille de Lumeau*. On voit que cet épisode de la bataille de Loigny est considéré comme un combat à part.

de Loigny, le gros du 17e corps n'y arrivait qu'à onze heures sans avoir eu le temps de prendre aucune nourriture. Comment ce corps ne parvint-il à hauteur de Gommiers-Faverolles que vers quatre heures? cela prouve combien son organisation était mauvaise (1).

Notre gauche menacée. — Les Allemands, momentanément rassurés par l'insuccès de notre droite, se portèrent sur notre gauche où la 1re division ne cédait pas de terrain. Deux batteries à cheval et la brigade de cuirassiers commandée par le prince Albrecht vinrent déboucher en avant d'Orgères à la ferme de Frileuse pour menacer notre gauche. Notre cavalerie sous les ordres du général Michel devait garder ce poste, mais au moment de la retraite sur Loigny des troupes du général Barry, elle s'était réfugiée derrière le 16e corps à hauteur de Muzelle. Seuls quelques cavaliers et francs-tireurs se dévouèrent pour retarder l'agression des deux divisions de cavalerie qui menaçaient notre gauche. Le 33e régiment de mobiles de la Sarthe (1re division) fut déployé pour contenir ces masses de cavalerie et une partie de notre artillerie dut répondre aux batteries placées près de la Maladrerie. La ferme Morale dut être évacuée, les bâtiments flambaient en partie.

Intervention de la 17e division prussienne, — retraite sur Loigny, — Fougeu tombe aux mains des Bavarois. — Malgré cela, la brigade Bourdillon s'acharnait encore à Beauvillers et à Goury, obtenant même des avantages partiels, refoulant sur Goury trois bataillons qui étaient déjà arrivés à Loigny. Mais à ce moment la 17e division allemande rendue disponible par l'arrivée de la 22e division (von Wittich) survient à la droite de la brigade Bourdillon qui est obligée de battre en retraite sur Loigny tandis que Fougeu tombe aux mains des Bavarois.

Situation de trois à cinq heures. — A trois heures et demie le 16e corps était à bout de forces, sa droite (Morandy) en pleine retraite, son centre se cramponnait péniblement à Loigny, sa gauche formée par le 33e mobile à peu près seul luttait courageusement pied à pied contre la cavalerie et l'artillerie. La situation se prolongeait ainsi, les Allemands se rassemblent, faisant avancer leurs 86 pièces de canon et se préparant selon leur coutume à charger sur toute la ligne une heure avant la tombée de la nuit. Tous leurs efforts pour s'emparer du parc et du château de Villepion restent vains, ils ne sont même pas maîtres de Loigny qu'ils

(1) Le général de Sonis semble persuadé qu'une partie de ses troupes arriva beaucoup plus tôt à la gauche de Loigny et que c'est à elle et non à la division de l'amiral Jauréguiberry qu'on doit la prolongation de la bataille et la protection de la gauche de l'armée.

entourent de flammes, car deux bataillons du 37e qui sont restés dans le cimetière refusent de se rendre et sont une menace perpétuelle pour eux.

Intervention du 17e corps par son artillerie. — L'artillerie du 17e corps heureusement envoyée en avant à Faverolles et à Villepion contribuait à maintenir l'ennemi à distance. La 3e division (Deflandre) débouchait en arrière et à droite du château de Villepion, mais prise de flanc par l'artillerie allemande qui avait débordé notre gauche entre Villevé et Gaubert, elle se replia sur Gommiers où elle attendit des ordres du général de Sonis. La batterie allemande eut l'audace de se porter sur Guillonville, mais c'en était trop, et la cavalerie du général Michel appuyée par une brigade du 17e corps la força à déguerpir.

Le 15e corps français entre en ligne à notre gauche, — troisième tentative du général Morandy. — Tout à coup, à notre extrême droite, on entendit le bruit si reconnaissable des mitrailleuses françaises et une canonnade bien nourrie ; c'était le 15e corps qui se portait à l'ouest de la route d'Orléans à Paris par Arthenay et s'avançait vers *Poupry*. Le général Morandy comprend que ce secours trop tardif hélas, peut lui permettre de reprendre l'offensive, il réunit tant bien que mal quelques débris de sa division, esquisse une attaque, mais il ne peut tenir contre l'artillerie de Goury et de Lumeau.

Mouvement hardi de la 22e division prussienne, — combat de Poupry. — Cependant la 22e division qui devait déterminer le mouvement en avant général des Prussiens a fort à faire de se défendre ellemême. Elle n'hésite pas, pivote sur sa gauche et fait face au 15e corps. Ce dernier avait pour objectif Santilly que la 22e division venait d'évacuer et ne trouva devant lui à la hauteur de Dambron que la 3e brigade de cavalerie prussienne du général de Colomb qui était adjointe à la 22e division. « Que le 15e corps comprenne que les ordres donnés la veille ne tiennent pas devant les faits de la journée, qu'il fasse un à gauche et se porte hardiment et résolument sur le flanc où les divisions des troupes du grand duc et la bataille de Loigny peut être un grand succès » (le colonel Rousset, guerre franco-allemande). Grâce au mouvement hardi de la 22e division, c'était la troisième division du 15e corps qui était prise de flanc. Un simple détachement en flanc grade était détaché à Poupry. Devant le mouvement de l'ennemi, la brigade Peytavin comprend qu'elle doit arrêter son mouvement et faire faee à l'ennemi. Le 27e de marche, un bataillon du 33e et trois batteries divisionnaires s'avancent contre le 95e prussien qui a rapidement mis en état de défense le petit bois qui part de Poupry dans la direction de Baigneaux. L'artillerie de réserve s'installe à Auteroches, en face des six batteries de la 22e division prussienne placées en avant de Marmeraut et de Boissay et réussit même à éteindre son feu. Mais malgré sa vaillance, la brigade Peytavin est obligée de reculer devant l'arrivée de la 44e brigade prussienne. La nuit tombe au moment où survient trop tard la division Martineau-de-Chesnez ; tandis que le général Peytavin se retire entre Artenay et Poupry, les Allemands de leur côté vont cantonner à Anneux et Domainville.

L'attaque finale des Allemands est arrêtée. — Malgré son insuccès, cette diversion avait assez inquiété les Allemands pour arrêter toute idée d'attaque générale. Les Bavarois et la 17e division sont épuisés, que quelques renforts surgissent à notre gauche et leur ligne peut être rompue. C'est cet effort que tente héroïquement, trop héroïquement même, le général de Sonis et que nous allons relater avec quelques détails,

Le général de Sonis envoie le capitaine de Luxer chercher la division Deflandre, — le 51e régiment fléchit. — Le général de Sonis, commandant depuis quelques jours le XVIIe corps d'armée, avait chargé le capitaine d'état-major de Luxer d'aller chercher la division Deflandre et de l'amener immédiatement pour soutenir l'attaque qu'il projetait sur Loigny. Je savais, dit-il, cette division en potence entre Guillonville, et Villepion et je ne doutais pas qu'elle fut promptement derrière moi (1).

En même temps, il commanda à son chef d'état major, le général *de Bouillé*, de faire porter en avant la droite de sa ligne composée du 48e de marche et du 10e bataillon de chasseurs à pieds. Malheureusement l'ordre au 48e de marche ne fut pas transmis, ainsi que l'a reconnu le général de Sonis lui-même qui avait d'abord flétri ce régiment, il se retira sur Terminiers (2) ; par suite de cette retraite il en résulta un fléchissement du centre, d'autant plus que le 51e était entraîné dans ce mouvement.

On vient donc lui dire que le centre, le 51e, fléchissait, il ne vit pas

(1) Pour la partie concernant le général de Sonis nous avons suivi l'ouvrage de M. Baunard. *Le général de Sonis* (Poussielgne, éditeur).

(2) Quant au général Deflandre, il ne put être rejoint immédiatement par le capitaine de Luxer. Il était quatre heures quand il le trouva à 500 mètres en arrière de Gommiers c'est-à-dire à 4 kil. de Patay, à une heure de marche du point où il était arrivé à midi et d'où Sonis lui avait dit de marcher au canon ! — Nous reviendrons plus loin sur ce détail important.

Le général Deflandre, appuyé par trois batteries de quatre, se mit en marche. Les batteries tirèrent à toute volée sur la cavalerie qui, ainsi que nous l'avons dit plus haut, s'avançait vers Chanvreux entre Villevé et Gaubert. En dix minutes, cette cavalerie fut dispersée.

non plus le 48e et crut à sa défection. Il se porte alors vers les soldats du 51e qui reculaient et leur cria de toutes ses forces : « En avant, misérables, vous nous perdez,... Vous êtes des lâches,... Vous nous deshonorez,... vous êtes indignes du nom français... je flétrirai le numéro de votre régiment. »

Les spahis de mon escorte, ajoute de Sonis, frappaient les fuyards à coups de plat de sabre pour les ramener au devoir ; ils subirent ce dernier outrage sans avancer d'un pas....

Appel du général de Sonis aux volontaires de l'ouest (zouaves pontificaux). — Puis s'adressant aux zouaves : Il y a là-bas des lâches qui refusent de marcher, ils vont perdre l'armée, à vous de les ramener au feu. En avant, suivez-moi ! montrons-leur ce que valent des hommes de cœur et des chrétiens !

J'en pris *trois cents* le reste devant rester à la garde de l'artillerie. Le bataillon partit, accompagné par les francs-tireurs de Tours et de Blidah, les mobiles des Côtes-du-Nord et précédés par une ligne de tirailleurs. C'était, en tout, huit cents hommes.

Il était 4 heures et demie ; le jour tombait ; je dis au colonel de Charrette : « Voici le moment de faire déployer la banière du Sacré-Cœur. Elle se déploya, on la voyait de partout. C'était électrisant...

Arrivé à la hauteur du 51e : « Soldats, dis-je à ces hommes, voilà le drapeau de l'honneur, suivez-le, en avant !

Et nos zouaves avançaient toujours. J'avais à ma droite le colonel de Charette, à ma gauche le commadant *de Troussures* (1).

Charette avait fait déployer son monde en tirailleurs ; les mobiles des Côtes-du-Nord prennent sa droite, les francs-tireurs de Tours et Blidah se placent à sa gauche ; derrière la ligne, marchant à cheval, le général, le colonel, le chef de bataillon, l'adjudant-major et les officiers d'ordonnance.

Dans ce moment dit Sonis, il y avait un tel entrain dans cette troupe (3),

---

(1) Ce fut ce commandant de Troussures blessé aux côtés du général de Sonis, qu'un prussien acheva d'un coup de crosse ainsi qu'il est raconté plus loin.

(2) M. de Sonis était en proie à une noble exaltation religieuse et patriotique que partageaient les zouaves pontificaux, mais qui n'avait pas atteint le 51e. Notons que le 51e avait marché toute la nuit venant de la Renardière traversant Saint-Sigismond et Saint-Peravy, par un froid glacial, arrivait à 3 heures du matin à Patay continuait en bataille jusqu'à Terminiers où il s'arrêtait pour attendre les autres divisions du 17e corps. Puis on le plaça en soutien d'artillerie et pendant une heure et demie, couchés par terre, ces hommes exténués, privés de sommeil et de nourriture supportèrent cette terrible épreuve bien plus démoralisante que le feu. Comment espérer trouver dans une troupe ainsi traitée, composée de jeunes gens réunis à la hâte, sans instruction ni dressage militaires le même élan que chez les zouaves pontificaux ? Ces derniers formés uniquement d'engagés volontaires avaient pour la plupart une véritable vocation pour la carrière

qu'elle décida même un mouvement en avant de la part de nos lignes restées jusqu'alors immobiles, ce qui me rendit l'espoir.

Reprise de Villours par les zouaves pontificaux. — Devant cette fusillade les Allemands qui occupent depuis le matin (?) la ferme

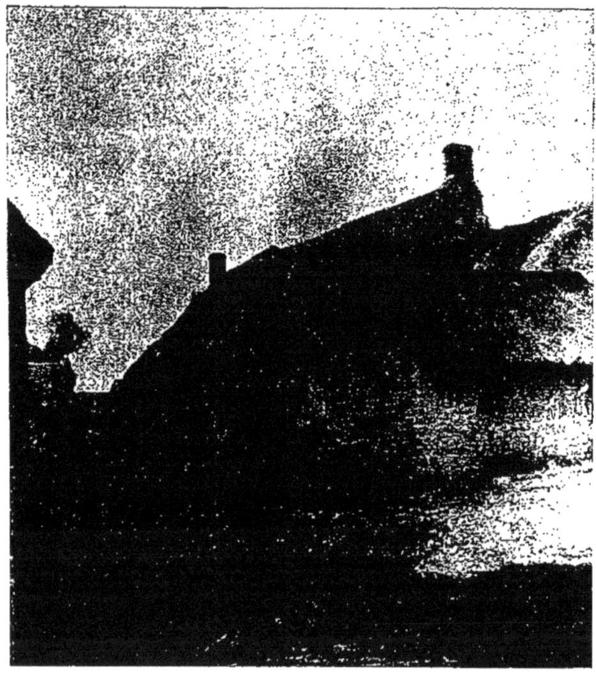

Ferme de Villours

des armes, ils étaient entraînés, confiants dans leur chef le colonel de Charette qui les connaissait individuellement, presque tous étaient de bonne famille où l'honneur militaire est de tradition. Comme preuve je citerai le fait suivant: un lieutenant du bataillon auquel j'étais attaché était un ancien sous-officier des zouaves pontificaux. Sitôt qu'il apprit que M. de Charette était à la tête d'une troupe, il n'eut plus qu'une pensée, rejoindre son ancien chef, il cessa ses démarches quand il apprit la blessure de Charette qui le mettait dans la nécessité de céder son commandement. La grande camaraderie qui régnait en dehors du service entre tous les zouaves, soldats, sous-officiers ou officiers explique ces sentiments dont il faudrait tenir le plus grand compte dans notre nouvelle organisation. Il y a de ce côté un grand appoint moral à ne pas négliger.

De plus, tous les zouaves, bien que fort gais compagnons et gaillards très dégourdis sous tous les rapports, avaient un fonds religieux commun excité au plus haut point par l'apparition de leur bannière. Elle avait été brodée par les *Visitandines de Paray-le-Monial*, pendant un mois elle

de Villours (1), l'abandonnent et se sauvent vers Loigny, un grand nombre jettent leurs armes ou se constituent prisonniers des mobiles, d'autres se réfugient dans un petit bois étroit mais long, le bois *Bourgeou* (appelé depuis *bois des zouaves*). Mais en cet instant les derniers renforts prussiens arrivent dans ce bois, ils laissent approcher les zouaves qui s'élancent à la baionnette aux cris de vive la France, vive Pie IX et leur opposent une fusillade désespérée.

Le général de Sonis blessé grièvement au genou gauche. — Moi-même, dit le général de Sonis, je fus blessé d'un coup de feu à la cuisse, tiré à bout portant. Je n'eus plus la force de tenir mon cheval. Je criai à mon officier d'ordonnance, M. le capitaine Bruyère : « Mon ami, prenez-moi dans vos bras, c'est fini pour aujourd'hui. » Il me déposa à terre aidé en cela par M. de Harscouët, lieutenant aux zouaves pontificaux (2), j'ordonnai ensuite à M. Bruyère de se retirer et d'aller prévenir le plus ancien officier général de prendre le commandement du 17ᵉ corps et de diriger la retraite.

J'eus en ce moment la consolation d'entendre rouler derrière moi toute mon artillerie ; et je suis heureux en finissant ce récit de constater que le 17ᵉ corps n'a pas perdu une seule bouche à feu, pendant que j'ai eu l'honneur de le commander; son artillerie, 13 batteries ; avait tiré 3.423 coups dans cette journée. Je suis encore convaincu que si chacun avait fait son devoir, si la troisième division m'avait suivi, ou s'était portée en avant *même après ma blessure*, si enfin les troupes du 16ᵉ corps (Barry) que j'avais relevées avaient appuyé ce mouvement, nous nous serions rendu maîtres de Loigny. — Or la reprise de Loigny au dire même des Allemands, *c'était la bataille gagnée.*

---

avait été déposée sur le tombeau de la bienheureuse *Marguerite-Marie* dont on lui avait fait toucher les reliques, on l'avait primitivement destinée au général Trochu pour être arborée sur les murs de Paris...

Les zouaves venaient seulement de Patay, ils étaient de la part de leurs officiers l'objet de soins intelligents et minutieux, le bivouac était remplacé par le *cantonnement*, si ce n'est pour tous, du moins pour les plus jeunes et les plus délicats. Ils se trouvaient dans des conditions physiques et morales très différentes de celles des malheureux soldats du 51ᵉ de ligne. Ajoutons encore que ce régiment trop calomnié perdit dans la journée du 2 décembre, 30 officiers tués, 8 blessés, 4 disparus, 51 hommes tués, 201 blessés et 380 disparus. — Les débris se retirèrent à l'entrée de Patay vers minuit.

(1) C'est peu probable, Loigny venant seulement d'être occupé vers les 2 ou 3 heures.

(2) Le général de Sonis fut descendu de cheval par le commandant de Saussac du 51ᵉ et le lieutenant Paul Poitvin ; ces officiers crurent qu'il avait été porté à l'ambulance de Villepion. (Communiqué par M. Paul Poitvin). Il y a bien des points, secondaires il est vrai, à rectifier dans le récit fait par Mgr Baunard, comme dans l'ouvrage du général Chanzy, du reste.

Conséquences de la blessure du général de Sonis. — Comme à Sedan la blessure de Mac-Mahon, celle de Sonis à Loigny eut de fâcheuses conséquences. Le 17e corps tout entier était sans chef, car le général *de Bouillé*, chef d'état-major, était lui-même blessé et le commandement tout à fait désorganisé.

Dans Patay durant les premières heures de la nuit ce fut une cohue inexprimable, à peu près tout le 17e corps s'y entassa désemparé ne sachant de qui devaient venir les ordres. Le général de Bouillé était seul revenu mais en piteux état. Il gisait sur un lit de cette même maison du notaire, que tout l'état-major avait quittée à 11 du matin. Un chirurgien bavarois, prisonnier de la veille (probablement à Villepion), lui avait extrait de l'omoplate un énorme éclat d'obus. Sonis, dit le blessé à l'aide-de-camp qui le rejoignit vers 9 heures du soir, a voulu partir avant l'arrivée de Deflandre et il s'est fait massacrer. J'ai su par ceux qui sont revenus que la colonne a été abimée, ce pauvre Sonis y est resté, personne n'a pu me dire ce qu'il était devenu.

« J'avais donc fait retirer MM. Bruyère et de Harscouët, raconte le général de Sonis, ils auraient voulu rester, pour ne pas se séparer de moi, mais c'eut été les livrer aux mains de l'armée prussienne qui se portait en avant, à la poursuite de nos troupes (1). Je les forçai à partir. Ayant descellé mon cheval qui était criblé de balles, ces deux officiers

---

(1) Ne laissons pas passer la blessure et la mise hors de combat d'un général chef de corps d'armée, sans nous demander ce qui aurait dû être fait par le service de santé s'il eut été le moins du monde organisé. Et cela, non pas seulement dans l'intérêt du général lui-même, mais dans l'intérêt du salut de l'armée.

La présence d'un médecin, de deux brancardiers et d'un brancard (ce qui manqua à Wissembourg pour le général Douai) eut peut-être pu transformer notre défaite en victoire.

Faute d'un aide-major et de deux brancardiers! — Voyons un peu : Le général de Sonis est tombé entre Villours et le bois des zouaves, ce bois est à 1.200 mètres de Loigny et autant de *Villepion* où se trouvait une ambulance qui n'a été évacuée qu'à minuit. A défaut même de service régimentaire qui eût dû installer un poste de pansement un peu au nord de Villepion, mettons à 500 mètres (dans le premier fossé en repli de terrain), à défaut dis-je de ce poste de secours qui eût pu en 10 minutes, faire charger le général et le conduire à Villepion, il était possible de le mettre à l'abri avant le retour offensif des prussiens. En effet, un des officiers d'ordonnance monté pouvait faire prévenir l'ambulance de Villepion, il ne fallait pas plus de cinq minutes au galop pour cela et un quart d'heure après, le général était sur le brancard. Et même, n'eût-il pas été possible de le porter à bras au moins au devant des brancardiers d'ambulance? C'était très exécutable, car les zouaves pontificaux ont eu le temps : 1° de refouler les prussiens du bois, de pénétrer dans les premières maisons de Loigny, puis de revenir.

Or l'intérêt qu'il y avait à conserver au moins quelques heures le général de Sonis était immense, et lui-même qui avait conservé tout son sang-froid (et ses observations le prouvent) aurait dû le comprendre le premier.

A notre avis, et le cas s'est présenté pour Mac-Mahon à Sedan, un général en chef blessé, mais conservant sa connaissance entière, ne doit cesser de commander que lorsqu'il est *effectivement remplacé* et qu'il s'est assuré que son successeur est prévenu ; autant que possible même il lui donne ses instructions. C'est ce que fit *Mac-Mahon* à Sedan. De plus,

me soutenant l'un à droite l'autre à gauche, placèrent ma selle sous ma tête et se retirèrent.

Fin de la bataille, — oubli de deux bataillons du 37e dans le cimetière de Loigny, — glorieuse résistance, — Procédés allemands.— A cinq heures du soir, la nuit presque complète mettait fin à cette lutte acharnée, ce qui restait des zouaves pontificaux dont nous raconterons tout à l'heure la vaillante conduite battait en retraite, les prussiens ne les poursuivaient pas au-delà de Villours, seuls les 2e et 3e bataillons du 37e de marche, bloqués dans le cimetière de Loigny continuent encore pendant 2 heures une résistance désespérée. Une centaine de combattants, sous la conduite du commandant du régiment, *Chevallier*, puis des lieutenants de *Fouruard*, *Coquerellé* arrivent à s'échapper en escaladant le mur et franchissent les lignes prussiennes. Les autres se défendent avec la dernière énergie ; on a été chercher les

---

comme pour tout autre militaire, c'est au médecin qu'incombe seul la question de savoir si l'officier peut ou non retourner à son poste, garder son commandement. C'est encore le rôle qu'a assumé le docteur Bourgarel à Sedan, vis-à-vis de Mac-Mahon ; lorsque le maréchal voulut conserver son commandement, le médecin lui fit observer que l'énergie dont il faisait preuve sur le moment, tomberait forcément et s'affaiblirait rapidement par suite du choc et de l'hémorragie. Après avoir assuré le transport de l'illustre blessé, le Dr *Bourgarel* retourna à son poste.

L'intérêt qu'il y avait à procéder ainsi découle des paroles même du général et de la situation des troupes sur le champ de bataille. 1° Il pouvait de Villepion faire avancer le 48e qui n'avait pas été prévenu et qui était resté en avant de Terminiers ; 2° faire avancer également le 2e bataillon des zouaves pontificaux resté à sa gauche ; 3° enfin donner au général Deflandre l'ordre qu'il attendait de marcher en avant et d'attaquer la droite des allemands à Loigny, ce qui eut dégagé les deux bataillons du 37e. Voici effet ce que dit le capitaine de Luxer chargé par de Sonis de presser la 3e division d'arriver coûte que coûte. « Vers cinq heures ou plutôt quatre heures et demie un effroyable bruit de mousqueterie retentit du côté de Loigny et Lumeau qui brûlaient (M. de Luxer était avec la division Deflandre venant de Gommiers et se dirigeant (d'après les indications de M. de Luxer) sur Villepion. Le général Deflandre m'envoya demander ce qu'il y avait à faire, *nous étions à 2 kilomètres de Villepion au plus*, je ne pus que répéter les ordres de M. de Sonis. Eh bien dit-il, il faut aller chercher de nouveaux ordres, je fais arrêter ici la division et j'attendrai votre retour.

C'était un second arrêt, et définitif cette fois. M. de Luxer dut donc retourner chercher de nouveaux ordres.

Je partis, dit-il, avec le commandant Mourland et deux éclaireurs de la Gironde. C'est en nous guidant dans la nuit d'après les incendies de Loigny que nous arrivâmes, à six heures, au château de Villepion, tout rempli de blessés et de mobiles pêle-mêle avec l'infanterie. Je *demandai en vain le général* de Sonis, personne ne put me dire où il était. Le commandant Mourland me quitta pour aller dire au général Deflandre qu'on ne pouvait trouver M. de Sonis.

C'est le soir à 8 heures, en arrivant à Patay que M. de Luxer apprit ce qu'avait été cet effroyable bruit de mousqueterie qu'il avait entendu entre quatre et cinq heures ! A cette dernière heure, ne cessa de répéter de Sonis, il était encore temps de me secourir. C'est vrai, mais ce qui est vrai aussi c'est que M. de Sonis avait oublié ce qu'un général en chef doit à

cartouches des blessés entassés dans l'église de Loigny, (mitoyenne du cimetière), quelques pelotons garnissent l'entrée des rues et ne se retirent que pas à pas afin de prolonger la résistance.

Il est probable que si le général de Sonis au lieu de ne garder avec lui

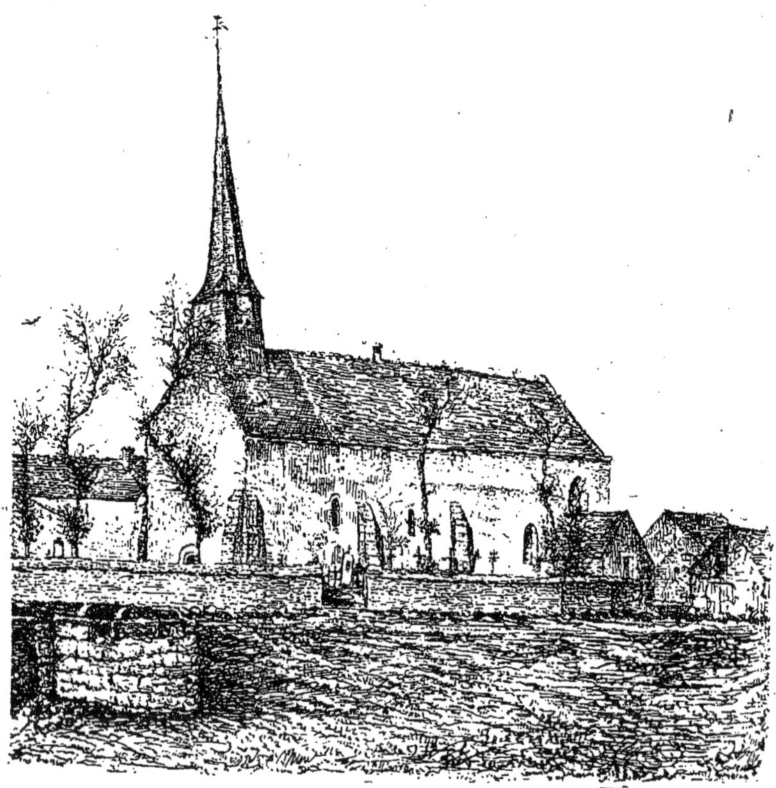

Cimetière et église de Loigny en 1870 (d'après l'ouvrage de l'abbé Theuré curé de Loigny).

que 300 zouaves eut conservé le reste du régiment et eut fait appel au 48ᵉ laissé inactif à la droite du 51ᵉ, il eut pu, même en l'absence de la

son armée. Au moins après sa blessure aurait-il dû se faire porter à l'ambulance pour pouvoir veiller plus longtemps au salut des hommes.

Nous croyons donc avoir prouvé notre thèse, un médecin et deux brancardiers, comprenant l'intérêt qu'il y a toujours à conserver un général en chef sur qui reposent tant d'existences, eussent pu par une intervention intelligente transformer notre défaite en victoire. Car enfin, le général de Trescow avait eu recours à ses dernières troupes disponibles et l'intervention d'une division entière avec un général d'une bravoure incontestable, eut eu comme dit le général de Sonis, l'effet le plus heureux pour moi. Ajoutons que le transport d'un blessé immédiatement après la blessure est infiniment plus facile et moins douloureux que quelques heures après.

division Deflandre, débloquer suffisamment Loigny, pour permettre la retraite des deux héroïques bataillons du 37e de marche (1).

Mais ils avaient été oubliés ! ou du moins l'ordre de retraite ne leur était pas parvenu à temps, aussi se croyaient-ils obligés de lutter jusqu'au bout. « Du dehors du cimetière, les soldats ennemis répétaient en « langage quasi-français. Ne tirez plus Franciss, ne tirez plus, Franciss, « le village est à nous ». Mais voyant qu'ils ne pouvaient réussir à faire taire la fusillade dirigée contre eux, les allemands eurent enfin recours à un moyen qui cette fois eut un plein succès ; ils réunirent leurs prisonniers sur la place et leurs firent traverser les rues du bourg. C'est alors que quelques officiers français s'écrièrent du milieu des rangs : Ne tirez plus mes amis, vous tuez vos camarades. A cette invitation, la fusillade cessa ; il était sept heures du soir. (Récit d'un habitant, l'abbé Theuré, curé de Loigny, in l'armée de la Loire par Grenest) (2) Le même ouvrage nous raconte qu'une première tentative du même genre avait été faite par le général *von Kotwitz* auprès du commandant *de Fouchier* blessé à la cuisse. Celui-ci, quoique affaibli par sa blessure, lui répondit fièrement : Monsieur, ce n'est pas mon affaire d'arrêter le feu de mes soldats, c'est la vôtre ! — C'est vrai, dit von Kotwitz, vous avez raison, et il n'insista pas.

Evacuation du château de Villepion à minuit. — Le château de Villepion ne fut évacué qu'à minuit sous l'ordre de l'amiral Jauréguiberry, l'ambulance qui y était installée fut à son tour faite prisonnière par les prussiens qui s'emparèrent en même temps d'un lieutenant qui s'y était attardé. Le 1er décembre nous avions nous mêmes fait prisonnière l'ambulance (?) bavaroise qui n'avait pas eu le temps de se retirer.

Ordre de mouvement. — Nous remarquons du reste qu'une grande différence existe entre l'instruction du général Chanzy, datée de Saint-Pérazy (1er décembre 1870 au matin, (nuit du 30 novembre n° 148) (3) et

(1) Ainsi que nous l'avons indiqué plus haut, M. l'abbé Theuré, curé de Loigny, auquel nous avons fait part de notre opinion, a paru absolument convaincu. Le moindre effort eut eu raison de l'ennemi qui était absolument démoralisé. La cavalerie était obligée de faire avancer les fantassins à coups de plat du sabre ! — Et nous avions à quelques kilomètres de là des troupes fraîches qui n'auraient eu qu'à se montrer, à tirer au hasard pour déterminer une débandade des Allemands.

(2) M. l'abbé Theuré nous a personnellement et verbalement confirmé ce récit le 14 juillet 1901. « *Je puis vous l'affirmer docteur, j'y étais j'ai vu et entendu.* »
Les cimetières sont très souvent le lieu de dernière résistance, pour ne citer que les épisodes de cette campagne, rappelons le cimetière de Saint-Privat et aussi du Père-Lachaise, dernier refuge des défenseurs de la commune de Paris.

(3) *La deuxième armée de la Loire* par le général Chanzy, page 57.

celle n° 149, donnée le soir du 1er décembre pour le lendemain. Dans la première, les emplacements des ambulances et le chemin qu'elles doivent suivre sont indiqués (1); dans la seconde il n'en est pas question — Rien d'étonnant donc qu'un certain désordre se soit produit dans ces conditions, et que nos médecins surpris, sans ordres, sans ligne de retraite indiquée aient été fait prisonniers comme à Reichschoffen.

L'aide-major *Lasmain*, du 66e de marche, division Berry (mobile de la Mayenne), est fait prisonnier au moment du retour offensif des Prussiens sur Loigny.

Dans la division Morandy, MM. *David* et *Hillairet*, chirurgiens, et leurs aides, MM. Vermeil et Grassic, furent fait prisonniers avec les blessés du 8e régiment des mobiles (Charente-Inférieure) (2) ; par contre le Dr Dujardin-Beaumetz, médecin major de 2e classe au 31e de marche, fut laissé libre (!) à Villerand et à Loigny.

Les blessés, — les médecins à l'armée de la Loire. — En somme, nous rentrions sur nos positions de la veille, et si le service de santé eut été organisé, la plupart de nos blessés évacuables eussent pu être ramenés en arrière. Mais inutile de dire que presque rien n'existait à ce point

---

(1) Le 16e corps se portera aujourd'hui en avant. Le général Michel réunira à 10 heures la division de cavalerie... et s'avancera jusque sur la route de Patay à Guillonville...

L'amiral Jauréguiberry réunira la 1re divisision d'infanterie à Lignerolles, et, laissant Patay à sa gauche, ira s'établir à Terminiers. Tout le *matériel roulant* de cette division sera dirigé sur Rouvray-Saint-Croix, en prenant, s'il est praticable, le chemin de traverse, qui de Lignerolles va aboutir à Morel, en arrière de Rouvray. La 2e division (Barry) se réunira à Pezelles, passera par... et s'etablira... à la ferme Martin, ayant une brigade à droite et l'autre à gauche de la route de Terminiers à Sougy. Le général Barry fera reconnaître de suite les chemins que son artillerie, *son ambulance* et son convoi pourraient prendre pour aller s'établir à l'*Encorne*. Ce matériel ne suivrait la route de Patay déjà encombrée que dans le cas où les autres chemins seraient impraticables ou trop fatigants pour les attelages.

La 3e division, (Morandy) réunie à Bricy passera par Huêtre et Trogny pour s'établir à droite de Sougy le long de l'ancienne route de Chartres. L'artillerie, *l'ambulance* et le convoi de cette division suivront la même route, et s'établiront, l'ambulance et le convoi à Huctre, l'artillerie à Trogny.

La réserve d'artillerie.....

L'ambulance du grand quartier général et le grand parc se dirigeront par les Barres, Boulay, sur Bricy et Coinces où elles bivouaqueront. Toutefois si le parc peut, de Bricy, gagner Huctre par un chemin suffisamment bon, il ira s'établir à Huctre de préférance à Coinces.

Il n'est rien prévu pour les évacuations des blessés et malades ; on les faisait comme on pouvait, le plus souvent, à l'armée de la Loire ; on confiait les intransportables aux soins des municipalités, des habitants des quelques médecins qui n'avaient pas pu par suite de leur âge s'engager dans une formation ou un corps de troupes.

Instructions du 1er décembre — Saint-Peravy 1er déc. 1870 n° 146.

(2) *Vignolle*, histoire du 8e régiment des mobiles. Bordeaux, Gounouilhon 1872, et Grenest loc. cit. p. 428.

de vue (1) et que personne n'avait l'air de soupçonner la possibilité des lignes d'évacuations régulières ; quant au matériel, c'était encore pire, Heureux l'officier assez aimé de ses hommes pour pouvoir compter être emporté en cas de blessure grave. Quand le régiment ou la batterie avait un médecin, celui-ci se débrouillait comme il pouvait, il s'établissait avec ses maigres ressources, le plus souvent avec sa trousse plus ou moins complète dans une chaumière où un creux de chemin, on lui amenait les blessés de toutes parts, c'était du reste, une occasion toute naturelle pour les hommes de quitter le rang, ils ne s'en faisaient par faute. Mais le plus souvent ce n'était qu'après plusieurs heures, plusieurs jours parfois que l'homme tombé sur le champ de bataille avait la chance d'être relevé par les habitants charitables, par l'ennemi même, *s'il en avait le temps.*

La convention de Genève interprétée par les allemands. — Et qu'on ne croie pas que la convention de Genève ait été interprétée par les allemands comme nous la comprenons nous-mêmes : la bataille finie, mettant les blessés sur un pied d'égalité absolue. Pas le moins du monde, et nous en avons déjà cité de nombreux exemples typiques. Voici comment M. de *Freycinet* s'exprime à ce sujet, ou plutôt comment le correspondant anglais qu'il cite apprécie la conduite des prussiens.

« Le système des prussiens qui est admirable pour l'enlèvement de leurs propres blessés fait banqueroute complète dès qu'il s'agit des blessés de l'ennemi tombés entre leurs mains. Ils n'essaient pas de s'en occuper. On les laisse emporter (pas toujours, on l'a vu à Beaune-la-Rolande) par des chars de la contrée, *s'il y en a*, les blessures devant être pansées par des chirurgiens français, s'il y en a ; et ils doivent être nourris par la commune dans laquelle ils se trouvent, *s'il reste de la nourriture* ! Or comme toute la farine, tous les chevaux et tous les chariots sont réquisitionnés pour l'armée allemande, il est généralement impossible de faire quoi que ce soit pour ces malheureux. »

Nous ne voulons pas généraliser autant que le correspondant anglais. Si l'on nous permet d'emprunter un instant le langage mathémathique, nous dirons que la conduite des allemands est fonction de la peur qu'ils ont des représailles. Au début de la guerre, craignant un retour de la fortune, ils montrèrent quelque humanité, après Sedan, et surtout vis-à-vis de l'armée de la Loire dont la résistance leur causait une rage indicible, ils croyaient n'avoir plus à se gêner. On en jugera du reste mieux par les faits que nous allons rapporter et dont nous avons emprunté le récit soit à des témoins oculaires interwievés par nous, soit à l'ou-

(1) On verra plus loin la liste des ambulances dont nous avons pu relever la présence à Loigny, et l'indication des évacuations faites.

vrage (Le général de Sonis, par Mgr Baunard, Poussielgue 15, r. Cassette, éditeur, 1898).

Impressions d'un blessé sur le champ de bataille. — Reprenons ce récit du général de Sonis, nous pouvons juger des réflexions que peut se faire un blessé abandonné sur le champ de bataille.

« J'étais seul, immobile, étendu sur la terre et la neige. Autour de moi gisaient de nobles victimes qui n'avaient point marchandé leur vie...

A quatre ou cinq pas en avant, et un peu sur ma droite, je remarquai un de ces braves étendu sur la terre et appuyé sur le coude. Etait-ce un officier ou un simple zouave? Je ne le savais pas.

L'armée prussienne ne tarda pas à passer sur nos corps...

En arrivant à la hauteur des morts et des blessés, les soldats allemands s'arrêtaient et enlevaient les armes qui pouvaient avoir quelque valeur ; c'est ainsi qu'un soldat se précipita sur moi, et me tournant avec brutalité déboucla mon ceinturon et enleva mon épée et mon pistolet.

D'autres compagnies passèrent successivement, m'infligeant le spectacle de l'enivrement de leur victoire.

Enfin je vis un de ces soldats que sa place dans le rang avait conduit en face du zouave dont j'ai parlé et qui était couché à quelques pas de moi remuer du pied cet infortuné et lui écraser la tête d'un coup de crosse.

Monsieur de Sonis indiqua plus tard l'endroit précis où il avait vu assommer ce malheureux. On le retrouva et le reconnut, c'était le brave commandant de Troussures !

Je crus, poursuivit le général, que le même sort m'attendait et je remis mon âme à Dieu. Je le crus surtout lorsque, dans cette troupe marchant en ligne, je vis arriver directement vers moi un autre soldat, qui devait me passer sur le corps. Mais celui-là, au contraire, était le bon Samaritain. Arrivé à moi, cet homme s'arrêta, me prit la main, et, la serrant avec une indéfinissable expression de bonté, il me dit : « Camarade ! » C'était sans doute le seul mot de français qu'il sut, mais il y mit tout son cœur. Se penchant sur moi, ce généreux soldat inclina sa gourde et versa dans ma bouche quelques gouttes d'eau-de-vie. J'étais à jeun depuis 24 heures.

Le soldat prit ensuite la tête du général avec précaution, la replaça soigneusement sur la tête du cheval, et recouvrit le blessé avec la couverture qui se trouvait près de lui...

Les Allemands relèvent leurs blessés. — Après le passage des troupes prussiennes, des médecins et des infirmiers allemands vinrent visiter le champ de bataille. Je vis d'abord briller dans le lointain des énormes lanternes rouges sphériques qui leur servaient a chercher les blessés. Ils relevèrent plusieurs des leurs, *mais aucune offre de secours ne me fut faite*, et moi je ne voulais rien demander à l'ennemi. J'ai su plus tard que quelques-uns des nôtres avaient été recueillis par les prussiens et conduits dans une grange du village de Loigny.

Suite des impressions d'un soldat abandonné. — Bientôt le silence se fit autour de moi, silence troublé par la voix des mourants appelant en vain au secours. Jamais je n'oublierai ces cris déchirants : « Docteur ! docteur ! l'ambulance, l'ambulance ! » Hélas ! il n'y avait dans ce champ de carnage ni docteur, ni ambulance.

La nuit vint augmenter les douleurs de notre agonie, et nous fûmes bientôt entourés par un grand cercle de feu. Les prussiens incendiaient les hameaux des environs : (1) Vers neuf heures j'entendis sur ma droite, en avant de Terminiers, un cri prolongé semblable à celui que l'on entend sur la mer lorsqu'on veut héler un bâtiment. J'eus tout de suite la pensée que quelqu'un de charitable venait à notre secours. Je ne m'étais pas trompé ; je rassemblai toutes mes forces et je criai : « Au secours ! » Mais la voix s'éloignait. J'essayai alors de me traîner sur la terre dans la direction de la voix que j'avais entendue, ce fut en vain, j'étais incapable de tout mouvement...

Je perdais cependant beaucoup de sang, ma jambe était brisée en vingt-cinq morceaux comme on l'a vu depuis.

Vers onze heures du soir, la neige commença à tomber à gros flocons, peu à peu les cris cessèrent ; les moribonds rendaient l'âme, le froid engourdissait tout, il se fit un silence de mort. La neige couvrait tout de son immense linceul. Au sein de ce calme profond, je vis deux formes humaines se traîner vers moi, c'étaient deux jeunes zouaves pontificaux, tous deux enfants du peuple, car l'un était attaché au service du curé de Saint-Brieuc, et l'autre était un ouvrier cordonnier parisien. Ces deux jeunes blessés, qu'une foi commune avait placés au milieu de la meilleure noblesse de France, étaient de fervents chrétiens, ils venaient me demander de leur parler de Dieu...

Au bout d'un certain temps ils s'aperçurent que leurs blessures leur permettaient de marcher. L'un avait reçu une balle qui lui avait enlevé toute la peau du front, il était inondé de sang. L'autre n'avait qu'une blessure sans gravité. Faisant effort et s'aidant l'un l'autre, ils essayèrent de marcher. Ils me firent donc leurs adieux et ils tentèrent de se rendre au village voisin, mais avant d'y arriver ils furent fait prisonniers.

Un autre jeune zouave qui m'avait vu se traîna sur mon épaule gauche. Il y mourut peu après (c'était Fernand de Ferron). Vers cinq heures du matin deux prussiens portant de grands manteaux, s'approchèrent et me

(1) Une des fermes de Villours était en feu, elle était à 500 mètres de l'endroit où était tombé le général.

regardèrent, me voyant les yeux ouverts, ils ne me touchèrent pas ; mais ils dépouillèrent le zouave qui était venu mourir à mes côtés, lui enlevant non seulement ses armes, son caban et sa ceinture, mais tout l'argent qu'il avait dans ses poches.

A sept heures environ, j'entendis encore d'autres voix qui me parurent des voix françaises. J'appelai de nouveau au secours ; mais elles s'éloignèrent elles aussi, et je m'abandonnai à la volonté de Dieu.

Le général de Sonis est aperçu par l'abbé Bastard des mobiles de la Mayenne. — Il était dix heures du matin lorsque d'autres voix retentirent, mais celles-là très distinctement et tout près de moi. J'agitai mon bras droit, le seul qui fût libre ; je criai de toutes forces, à plusieurs reprises. Enfin l'abbé Bastard, aumônier des mobiles de la Mayenne, aperçut mon geste et vint de mon côté...

L'aumônier appelant à son aide le major *Babeau* s'occupa aussitôt de transporter le blessé. On put arrêter un cheval errant sur le champ de bataille, on fit demander une voiture à la ferme de Villours, mais les prussiens refusèrent de laisser prendre les harnais. Sonis, qui perdait tout son sang, demandait à boire ; on lui fit tremper ses lèvres dans une marmite de campement qui contenait je ne sais quoi et qu'on emprunta à deux Bavarois qui passaient.

A la recherche d'un brancard. — Faute de voiture, on était allé demander au village une civière, une paillasse, n'importe quoi. « Mais, rapporte M. le curé, nos ambulances civiles ayant disparu avec tout leur matériel dès le premier coup de canon (1) il n'y avait parmi nous aucun brancard, et je me souviens que l'on se disposait à prendre une échelle pour en tenir lieu, lorsque la pensée me vint de recourir à l'ambulance prussienne établie à l'autre extrémité du bourg. Le chef de l'ambulance m'ayant entendu prononcer le mot du général se montra soudain très prévenant : Puisqu'il s'agit d'un général mon devoir est de le traiter comme tel. Il me fit donner un brancard digne d'un officier de ce grade, avec un de ses hommes pour le rapporter ensuite car ils allaient quitter Loigny pour rejoindre leur corps (2).

Cependant toutes ces recherches avaient pris environ deux heures, il était près de midi. On me mit sur un lit de douleur, dit le général.

(1) C'était leur devoir ; elles s'apercevaient qu'elles étaient placées trop en avant. Si les médecins militaires sont restés, c'est qu'ils étaient attachés aux troupes. Étant débordés par la besogne et n'ayant pas évacué leurs blessés ils durent suivre leur sort.

(2) On remarquera que sur notre carte faite cependant d'après les documents officiels allemands, il ne figure pas d'ambulance à Loigny, il devait donc s'agir d'un poste de secours immobilisé.

Ce que j'éprouvait de souffrances lorsqu'on me remua pour m'emporter ne peut s'exprimer !.... C'est anisi qu'il arriva au presbytère de Loigny...

Au presbytère de Loigny. — Il me semble encore voir ce bon général à son arrivée chez moi, nous écrit le curé de Loigny. Il était pâle comme la mort; sa tête et ses habits étaient couverts de neige et de givre. On le déposa sur la paille qu'on avait étendue par terre. On s'empressa de lui arracher ses habits comme on put, la chose n'était pas facile tant il avait les membres raides et engourdis. Il fallait couper dans toute sa longueur la botte de la jambe blessée, puis on le déposa dans le lit de ma chambre où l'on avait fait un bon feu.

Ce ne fut qu'au bout de quelques heures, quand il se sentit un peu revenir à lui, qu'il s'aperçut qu'outre sa bessure à la jambe gauche, il avait l'autre pied gelé. Jusque là il ignorait la gravité de son mal; il ne s'en rapportait cependant qu'à demi à la parole d'un médecin venu de Janville dans cette soirée de samedi, lequel l'ayant examiné, lui déclara que l'amputation ne serait pas nécessaire.

Cette obligeante déclaration, racontait M. de Sonis, partait d'un bon sentiment; mais elle fut loin de compenser la souffrance que ce digne praticien me fit endurer involontairement. Examinant mes plaies, il se mit à me panser; mais n'ayant rien sous la main, il imagina de m'emmailloter de tortillons de paille et de m'emboîter la jambe dans des débris de planches. Je restai dans cette façon de cercueil jusqu'au lendemain 4 décembre.

Heureusement ce jour là, le chirurgien major M. le Docteur Dujardin-Beaumetz, étant venu de son ambulance de la ferme de *Môrale* (1) au presbytère de Loigny, fit la visite du blessé. Il occupait alors dans la chambre du curé le seul lit de Loigny conservé intact, parce que le général Bavarois Van-der-Thann y avait couché l'avant-veille.

Le Dr Dujardin-Beaumetz du 31e de marche — M. Dujardin-Beaumetz aujourd'hui médecin inspecteur-général, alors attaché en qualité de médecin major du 31e régiment de marche, était un homme de dévouement, à qui M. de Sonis demeura attaché de cœur, malgré leurs opinions totalement opposées. Avant toutes choses, le général lui demanda des nouvelles de l'armée, puis lui raconta comment il était ombé.

M. Dujardin-Beaumetz pansa et opéra les blessés sucesssivement en commençant par ceux qui étaient couchés sur la paille, près de l'entrée ; M. de Sonis étant au fond de la pièce, fut examiné en dernier.

(1) C'est de Villerand que venait M. Dujardin-Beaumetz.

A la première inspection de la blessure, le Docteur reconnut que l'extrémité de l'os fémoral de la jambe gauche avait été fracassé. Le projectile était sorti. Du sang, traversant le matelas et la paillasse, s'était coagulé sur le parquet. Le blessé, par suite des fatigues et des veilles des derniers jours, était réduit à un état de maigreur qui mettait tous ses muscles en relief.

Comme après cet examen, le docteur restait silencieux : « Partez docteur lui dit le général, mon sacrifice est fait. » Le docteur déclara qu'il n'y avait pas d'autre ressource que l'amputation de la cuisse. « Docteur je vous appartiens; je m'en remets à Dieu et à vous. » Il ajouta : Seulement, tachez de m'en laisser assez pour que je puisse encore monter à cheval et servir la France.

L'opération. — L'amputation fut faite, le soir même dimanche 4 décembre vers 4 heures, par le docteur Dujardin-Beaumetz assisté par MM. les aide-majors *Chatan*, *Potel*, *Labrousse*, aujourd'hui député, et les docteurs *Bouchez* et *Lescarbault*, médecin d'Orgères, avec l'assistance de M. le Curé. On endormit le général, pour l'opération. Pendant ce temps, dans son délire, il ne cessait soit de prier, soit de donner des ordres militaires; c'était l'écho fidèle de sa journée de bataille et de sa nuit d'union à Dieu.

La moitié inférieure du corps du fémur était en éclats, on y trouva quatorze esquilles volumineuses (1). L'opération terminée, l'amputé se réveilla, il n'avait aucunement conscience de ce qu'on venait de faire. M. Dujardin-Beaumetz lui dit : « Eh bien, mon général, plus j'étudie votre cas, plus je crois qu'il faut vous résigner à faire le sacrifice de cette mauvaise jambe » (2).

Oh ! mon Dieu, s'il le faut, allons ! Mais, Docteur, la France que je ne pourrai plus servir ! ma femme ! mes pauvres enfants ! — Remettez-vous en à moi ; c'est un sacrifice, mais quand cela sera fait, vous en serez content. — Et quand sera-ce fait ?

— « Eh bien général, c'est fait ».

C'est fait ? Oh merci ! A la volonté de Dieu ! Et le noble blessé prit la main du médecin et la serra chaleureusement.....

---

(1) Le Dr Dujardin-Beaumetz fit bouillir ces os dans une gamelle ramassée sur le champ de bataille afin de les conserver et de pouvoir au besoin justifier de son intervention.

(2) Ce récit a été beaucoup trop *amplifié* par Mgr Beaunard; les choses se sont passées bien plus simplement, me dit le Dr Dujardin-Beaumetz, mais *fut-il vrai* qu'il ne faudrait voir en cette façon de procéder du chirurgien qu'une façon de s'assurer que l'anesthésie a été complète et nullement une plaisanterie. Tous les chirurgiens et nous mêmes, qui avons maintes fois procédé de cette façon, nous avons pu observer la joie, utile à tous les points de vue, que ressent l'opéré lorsqu'on lui annonce que l'opération est terminée. Il y a là un réconfort moral dont on a raison d'user.

« M. Dujardin-Beaumetz revint me voir le lendemain. Je l'avertis que je ne sentais plus mon pied droit. Il le regarda, puis lui donna un coup de bistouri, sans chloroforme cette fois. Ce pied était gelé. La gangrène s'y mettait. Il râcla tout ce qu'il fallait enlever ; ce fut une atroce souffrance ; je guéris, mais j'en souffre encore ».

M. de Sonis retrouva à Loigny un certain nombre de zouaves blessés. Il apprit par eux la suite du combat, l'attaque du petit bois Bourgeon, l'attaque à la bayonnette des premières maisons de Loigny, l'étendard du Sacré-Cœur flottant dans les rues de Loigny, les combattants du 37e presque rejoints, puis l'arrivée des renforts prussiens, l'incendie du village, de l'église même où sont entassés les blessés français, l'étendard rapporté à Villepion. Il apprit aussi par le rapport du capitaine *de Luxer* les péripéties de sa mission, et comment il n'avait pas été appuyé par la division Deflandre.

Encombrement des blessés à Loigny, — manque de tout, — après les Prussiens s'il en reste. — Loigny regorgeait de blessés français. « Nous étions là, dit le général de Sonis, entassés deux mille dans l'église et le presbytère. Charette gravement blessé à la jambe vint nous rejoindre. Nous n'avions d'abord d'autre boisson que l'eau du puits, sans presque aucune nourriture; les Prussiens avaient pris toutes les provisions, et il ne restait pas un morceau de pain dans le village qui était en flammes. Une sœur de la Présentation de Tours apparut dans la salle où je me trouvais; elle cherchait son neveu, le sergent du Bourg. Je le lui montrai à quelques pas de moi et l'engageai à le faire transporter le plus tôt possible dans un lieu où l'on ne fût pas exposé à mourir de faim. Elle me donna un flacon de sirop de groseille pour me désaltérer, je n'avais eu que de l'eau et de la neige depuis trois jours (1).

Enfin des provisions vinrent de Chartres, et mes voisins en profitèrent avec moi. C'était M. le Curé de Loigny qui était allé prévenir le président du comité de secours aux blessés, M. Collet-Bordier, et une dame charitable de cette ville (Mme de Laigné, belle-mère de M. de Boissieu). Le dévouement de ce vrai prêtre est au-dessus de tout éloge. Jour et nuit dans ses ambulances, il donna tout, il se donna lui-même. Il sauvait les âmes et les corps, nous avons vécu grâce à l'aumône privée qu'il nous procura et grâce à elle toute seule.

Incertitude sur le sort du général de Sonis. — Au ministère de la guerre, on croyait que M. de Sonis avait été transporté au château de Villepion et Gambetta répondait à Mme de Sonis à la date du 3 décembre : « Je viens d'apprendre enfin quelque chose de positif par M. le marquis de Villeneuve-Bargemont qui est à la tête du service des ambulances

(1) Ceci se rapporte aux quelques instants que le général passa dans l'église avant d'être porté au presbytère.

internationales. Le général de Sonis a été blessé à la cuisse le vendredi, vers trois heures, on l'a déposé au château de Villepion. Pendant la nuit suivante, vers une heure et demie du matin est venu l'ordre de se replier sur Patay. Tous les villages étaient en feu, et les Prussiens continuaient à lancer des obus. Par deux fois, l'ambulance dirigée par M. de Villeneuve a essayé d'aller au château de Villepion pour enlever le général, mais ils ont dû y renoncer et le général est resté prisonnier entre les mains des Prussiens ».

En réalité, M. de Villeneuve Bargemont avait organisé une ambulance à Villepion, d'autres ambulances civiles vinrent aussi pour s'y établir, mais il était trop tard, la position allait être évacuée.

« Devant la commission d'enquête parlementaire présidée par M. Saint-Marc Girardin ayant pour vice-président M. le comte Daru, le 10 avril 1871 M. le général de Sonis s'exprima ainsi au sujet de celui qu'il appelle son sauveur, le Dr Dujardin-Beaumetz : « il s'est trouvé un homme de cœur et de dévouement en même temps que d'une grande science, le Dr Beaumetz, qui réussit à organiser une ambulance à Loigny, car nos ambulances ne parurent pas sur le champ de bataille (1) ; c'est par lui que j'ai été sauvé ; pour moi je suis peu de chose ; mais deux mille blessés environ qui ont passé par ses mains lui doivent aussi la vie.....

Secours médicaux français. — Les principaux secours furent donnés en réalité par la pléiade des médecins attachés aux régiments et qui pour ne pas abandonner leurs blessés restèrent auprès d'eux lors de l'arrivée des Allemands. S'ils ne furent pas faits prisonniers, c'est qu'ils avaient dans leurs ambulances nombre de blessés allemands et qu'il y avait pénurie de médecins.

Le docteur Dujardin-Beaumetz, médecin major de 2e classe du 31e de marche, avait réussi dans sa modeste situation (2) à constituer ce que l'on appelait communément l'ambulance du 31e qui avait déjà rendu de grands services à Coulmiers, et la veille à Villepion. Elle était constituée par trois voitures attelées contenant les cantines régimentaires et une grande quantité de médicaments, d'aliments et surtout de *linge* que le très dévoué médecin-major s'était fait délivrer un peu partout où pas-

---

(1) Ce n'est pas tout à faits exact. Outre les médecins des régiments qui comme on l'a vu organisèrent de véritables ambulances, nous avons à signaler : l'ambulance *Lalaubie* (1re de la réorganisation de Bruxelles) qui le 2 décembre s'établit à *Sougy* à la maison d'école, évacua ses blessés de tous côtés, même en avant, à Orléans, Terminiers, Villepion, retrograda avec le 15e corps à la Ferté Saint-Aubin le 5 décembre et revint à Josnes Beaugency le 8 décembre avec le 16e corps de Chanzy.

(2) Il avait été attaché primitivement au 3e régiment d'infanterie de marine qui succomba à Sedan et y avait soigné de nombreux blessés ; il fut mis à la retraite et passa au cadre de réserve en décembre 1900 comme médecin inspecteur général après une longue et glorieuse carrière militaire.

sait son ambulance et à Blois en particulier, par les personnes charitables qui dans toutes les villes de France s'étaient occupées à réunir les éléments de pansement. — Attaché à la division Barry, le 31e ouvrait le feu dès le matin ; croyant à un mouvement en avant, M. Dujardin-Beaumetz avait tout d'abord cru pouvoir s'installer à la ferme *Moraille* (ou Morale) à la gauche du corps d'armée. Il avait même indiqué ce point comme étant celui où on devait lui apporter les blessés, et où l'on en apporta effectivement à la suite de l'attaque de Goury.

Mais la division Barry fut repoussée, et force fut au docteur Dujardin-Beaumetz de s'installer à la ferme de Villerand vers 9 h. 1/2.

Vers 10 h. 1/2, l'aide major Babaut du 38e de marche s'installait dans l'église de Loigny, et vers midi l'aide-major Challan du 7e bataillon de marche des chasseurs à pied arrivait à *Fougeu* où se trouvait déjà l'aide-major Barrault des mobiles de la Dordogne. De leur côté l'aide-major Lamain et M. l'abbé Bastard, tous deux des mobiles de la Mayenne, donnaient leurs soins et leur assistance aux blessés dont le presbytère de Loigny était rempli.

Mais vers midi, les troupes de la division Barry étant repoussées, la division Jauréguiberry elle-même est obligée de se replier sur Fougeu et Loigny, l'ambulance de Villerand est sur le point de tomber aux mains des Bavarois. Le Dr Dujardin-Beaumetz fait retirer les hommes encore en état de combattre, lui-même ne croit pas devoir abandonner les nombreux blessés qui n'ont que lui pour les protéger et les soigner. L'urgence d'intervenir est telle qu'il n'interrompt pas une opération faite sur un officier allemand au moment de l'invasion ennemie. Celle-ci se fait avec la brutalité teutonesque ordinaire, mais cependant les blessés sont respectés ; parmi eux il y a un grand nombre d'allemands, et pas de médecins de leur nationalité pour les soigner. La journée se passe ainsi, au milieu d'une effroyable canonnade (celle du 17e corps). Jamais, même à Sedan, nous dit le Dr Dujardin-Beaumetz « je n'ai entendu une canonnade semblable ».

Singulière façon de traiter un médecin. — Plus tard dans la soirée, un poste allemand vient prendre le Dr Dujardin-Beaumetz et le conduit à Villours où se trouvent un certain nombre de blessés allemands intransportables et absolument dépourvus de soins. Le médecin français opère, panse ces malheureux, tandis qu'un sous-officier allemand tient constamment braqué sur lui son revolver d'ordonnance ! ! A quel sentiment obéissait cet homme ? avait-il peur que le chirurgien n'abusât de sa situation d'opérateur, ou plus probablement était-il sous une influence alcoolique ? M. Dujardin-Beaumetz ne put le savoir. Sa besogne terminée il fut reconduit à Villerand.

Le lendemain matin 3 décembre il alla à Morale où un grand nombre de blessés se trouvaient entassés et manquaient de tout, c'étaient ceux qui étaient tombés au début de l'action, le linge surtout faisait défaut.

Organisation des secours. — Dans la journée du 3, M. Dujardin-Beaumetz revint à Loigny où MM. les aide-majors Challan et Babaut avaient pourvu à l'alimentation des blessés, mais là aussi le linge manquait.

La question du linge. — Cette question du linge est une des plus importantes sur le champ de bataille. Combien de fois hélas, s'est-on servi des chemises, des mouchoirs, des vêtements souillés des blessés, on a même employé la paille, la mousse et jusqu'à l'argile pour bourrer les blessures ; d'où le tétanos, les infections purulentes et putrides. Je ne parlerai pas de la cendre de paille aseptisée par le feu et dont l'em-

La ferme Morale, vue de la route de Loigny à Orgères.

ploi s'est montré efficace pendant la guerre sino-japonaise, elle constitu un progrès sensible. A l'armée de la Loire ainsi que nous ne l'avons trop vu nous-même, chaque médecin devait compter sur son initiative et uniquement sur elle, en passant dans les villes non encore touchées par le fléau de la guerre, il était relativement facile de se procurer du linge propre lessivé qu'on trouvait toujours à utiliser ou à distribuer.

Heureusement M. Dujardin-Beaumetz avait été abondamment pourvu de linge et de charpie, il put en fournir aux ambulances de Loigny et de Fougeu.

Par le grade (médecin-major de 2e classe) il se trouvait le supérieur hiérarchique de tous les médecins militaires ou auxiliaires restés prisonniers et devint *ipso modo* le médecin-chef de l'ambulance de Loigny.

Recueillir, coucher, réconforter, nourrir les blessés, les panser, les opérer, évacuer le plus tôt possible ceux qui peuvent l'être, surtout lorsque l'armée bat en retraite, afin de les empêcher d'être faits prisonniers, n'est pas encore toute la besogne du médecin. Il doit faire prendre note de tous les blessés et surtout des morts, les faire identifier (en temps normal, c'est la prévôté qui s'occupe des morts), recueillir les objets qui leur appartiennent et qui constituent des reliques si précieuses pour la famille, puis veiller aux inhumations de façon à ce qu'elles ne constituent pas un danger pour le pays.

Encombrement de cadavres. — En arrivant à Loigny, M. Dujardin-Beaumetz trouva le cimetière encombré de cadavres. Déjà plusieurs officiers pontificaux et de la ligne avaient été enterrés. M. le colonel de Charette, lui-même blessé, en avait nommé un certain nombre, mais onze lui étaient inconnus. On recueillit les livrets et papiers trouvés sur eux, M. l'abbé Bastard fut chargé de ce soin. Il y avait en outre danger à faire de trop nombreuses inhumations dans ce cimetière, tandis qu'on pouvait attendre, les cadavres étant congelés. Ni maire, ni adjoint, ni instituteur dans le village. Les paysans voulaient à tout prix enterrer les cadavres et les portaient sans précaution dans des carrières situées au voisinage. M. Dujardin-Beaumetz enjoignit au maire, qu'il avait réussi à ramener, de faire recueillir sur le champ de bataille les livrets, les papiers qui y étaient épars. Mais ces livrets eux-mêmes n'avaient pas grande signification, quelques-uns appartenaient à des hommes qui s'en étaient déchargés en même temps que de leur sac et d'autres effets. Sur certains cadavres on trouvait même parfois deux ou plusieurs livrets.

Identification des morts. — Le maire de Guillonville remit au caporal Lacomme (caporal d'infirmiers) et le maire de Terminiers envoya au Dr Dujardin-Beaumetz les livrets et papiers trouvés, mais ni valeurs, ni bijoux.

Il est prouvé que l'ennemi avait dépouillé les blessés et les morts pendant la nuit du 2 au 3 décembre et le reste avait été pris par des rôdeurs français. Je sais, dit le Dr Dujardin-Beaumetz, combien d'ingéniosité, de patience et de perspicacité ont dû déployer les personnes qui plus tard sont revenues à Loigny chercher une trace matérielle, un souvenir d'un être aimé, pour se faire remettre par ceux qui les avaient trouvés les objets auxquels elles attachaient un grand prix. Ces paysans égoïstes et inhospitaliers, défiants et inhumains (nous en avons fait nous-même l'expérience), étaient incapables de comprendre un sentiment élevé ou délicat. Avant tout ils craignent de se compromettre ou de s'engager dans une affaire qui ne leur rapportera pas de profit. C'est ainsi qu'il ne fut pas *commode* (c'est le mot du pays) de se faire rendre l'anneau de mariage qui permit de reconnaître M. Mauduit du Plessis, une lettre de Jacques de Bouillé, etc...

Le travail d'identification fut d'autant plus difficile à mener à bonne fin, que M. l'abbé Bastard qui portait sur lui le carnet sur lequel il avait pris ses notes et d'autres papiers en fut dépouillé par les Prussiens lors du voyage qu'il fit à Chartres pour y aller chercher des approvisionnements, voyage dont il ne revint pas du reste.

Il est excessivement difficile, dit M. Dujardin-Beaumetz, de prendre des notes exactes des actes auxquels on prend même une part décisive. On ne peut que dicter à des hommes de troupe qui écrivent au crayon, estropient les noms propres et les termes techniques, que le bruit du canon, l'explosion des projectiles, l'invasion par l'ennemi remuent au fond de l'âme. Les cris des blessés, les lamentations, la vue du sang la confusion inexprimable qui résulte de l'arrivée incessante des blessés qui se pressent dans un tout petit espace, tout cela fait que les noms sont mal entendus, les lettres, les chiffres mal formés. On remet au lendemain.. Mais la fatigue survient, il faut lutter contre le sommeil... Pendant 10 jours M. Dujardin-Beaumetz n'a cessé d'opérer qu'à 2 heures du matin, et il fallait recommencer à 8 heures après avoir été souvent pendant la nuit appelé pour des hémorragies ou auprès des mourants.

Les brancardiers supplémentaires. — En outre des brancardiers du 31e régiment, M. Dujardin-Beaumertz avait dû occuper en cette qualité une quarantaine d'hommes qui sans cela auraient été emmenés en captivité et dont le concours au début fut des plus utile pour l'exécution des corvées, le transport des blessés des groupes à la salle d'opération, la cuisine, l'approvisionnement du bois, etc. Mais les habitants de Loigny ne tardèrent pas à ouvrir des débits où ces hommes étaient attirés et devenaient victimes de leur intempérance. Il n'y avait guère qu'un seul homme sur lequel le médecin-major pût absolument compter, c'était le caporal Lacomme, qui lui rendit les plus grands services. M. Dujardin-Beaumetz eut à faire de nombreuses visites aux ambulances externes établies à Villerand, Morale, Goury, Beauvilliers, Guillonville, Cormainville, Janville, Sancheville, Fains, Fontenay où on amenait le trop plein des blessés de Loigny.

Registre de Loigny (presbytère). — M. l'abbé Theuré nous a montré son registre où sont consignés les noms de 4.263 blessés ou malades, classés par ordre alphabéthique et soignés soit à Loigny, soit aux environs, non compris bien entendu les rares français que voulurent bien recueillir les ambulances prussiennes.

On verra tout à l'heure le récit un peu sec de leur service de santé. Il est d'une lecture difficile et peu attrayante, mais tout porte à croire qu'il est la photographie exacte des documents officiels. Ces derniers sont incomplets à coup sûr puisque les renseignements que nous avons pris sur place nous montrent quelques lacunes.

L'ambulance allemande de Lumeau,— un bon médecin. — Nous avons déjà dit qu'il n'était pas question du poste de pansement établi à Loigny, mais l'ambulance allemande établie à Lumeau et particulièrement au château de ce village, qui figure sur la carte, a été à peine indiquée et son fonctionnement omis. Nous avons pu cependant constater son existence par le témoignage des habitants qui en ont gardé le souvenir et même, hâtons nous de le dire, un bon souvenir grâce à l'humanité du docteur Passaüer de Thorn (Torun, sur la Vistule, Prusse polonaise). Ce dévoué médecin fit tous ses efforts pour adoucir la situation des blessés et des habitants. Heureusement que le pays riche en céréales était suffisamment pourvu de farine, et dès le lendemain même de la bataille, « tout le monde se mit à cuire dans le pays, nous dit l'excellente Mme Pavard de Lumeau qui nous remit une photographie du Dr Passaüer. La mère de cette dame, sage-femme à Lumeau, eut même recours à son habilité dans un cas d'accouchement difficile ; il ne partit qu'en février ou mars.

D'une façon générale, les médecins allemands ne s'occupaient pas des blessés français sur le champ de bataille, mais lorsqu'ils avaient été admis dans leurs ambulances, ils les traitaient avec dévouement et humanité. Quant aux ambulances françaises faites prisonnières, elles avaient à compter sur leurs médecins et leurs propres ressources, toutes celles du pays étant d'abord requisitionnées par les autorités allemandes. Nons l'avons vu à Frœscheviller (1), et personnellement nous l'avons éprouvé au combat de Dreux, le 17 novembre, où notre camarade, l'aide-major *Fauny* du 1er bataillon des mobiles de la Manche, fait prisonnier avec ses blessés, fut conservé de force par les prussiens et ne put s'échapper que vers la fin de décembre déguisé en garçon épicier !

Conséquences de la bataille de Loigny. — La bataille de Loigny eut des conséquences désastreuses, l'abandon de la marche sur Paris, la prise d'Orléans, la séparation de l'armée de la Loire en deux parties. Que l'on considère néanmoins la retraite de la plus faible portion de cette armée, 16e et 17e corps, qu'on la compare à la débandade qui suivit Frœschwiller, qu'on compare aussi la sollicitude et la prévoyance du délégué à la guerre, M. de Freycinet, amenant le 21e corps à la gauche et en arrière des 16e et 17e, afin de leur fournir un point d'appui solide, et qui, nous avons la fierté de le dire n'a jamais failli à sa mission, avec le défaut de prévoyance, qui priva Mac-Mahon de tout soutien et même de toute direction, et l'on rendra justice à cette malheureuse armée de la Loire si héroïque dans sa faiblesse et son inexpérience, dont les efforts ont sauvé l'honneur de la France et peuvent servir d'exemple aux générations futures.

(1) Voir le journal *Le Médecin de Réserve*, le service de santé à Frœschwiller (Wœrth) par le Dr Gorecki.
Voir également les batailles de Forbach, Wissembourg, Borny, Rezonville, Saint-Privat, dans le même journal.

Service de Santé allemand

PREMIERS SECOURS SUR LE CHAMP DE BATAILLE DU COTÉ ALLEMAND d'après « *Sanitæts Bericht ueber die deutschen Heere*? » — « Dans la bataille de Loigny-Pouprv, du côté prussien, le 2e détachement sanitaire du 9e corps d'armée (17e division), installa un poste de pansement (verband platz) dans le village de Baigneaux, et plus tard un autre semblable à Lumeau où le 2e détachement sanitaire du 10e corps d'armée entra également en activité. Du côté des Bavarois, un poste de secours (hilfs platz) fut établi à Villeprévost par un convoi de la 1re compagnie sanitaire, et à Tillai-le-Peneux une place principale de pansement (haupt verband platz) fut installée par la 1re et la 4e compagnie sanitaire (sanitats Kompagnie).

Le poste de secours de Villeprévost, localité qui ne se compose que de quelques maisons, se trouvait dans un bâtiment ressemblant à un château, qui peu à peu se remplit tellement, que l'écurie, les granges et quelques maisons avoisinantes durent être occupées. Là vinrent environ 300 blessés qni se dirigeaient vers Tillai, où presque toutes les maisons étaient déjà remplies par 500 hommes ; ceux qui étaient légèrement blessés furent rapidement et autant que possible expédiés plus loin sur Ymonville. Tous les blessés étaient épuisés à un tel point par les fatigues des marches précédentes, par deux journées de combat, et par le froid qui sévissait, qu'avant tout autre chose il fallait apporter le plus grand soin à les *réchauffer* et à les *réconforter*.

Déjà pendant l'après-midi on s'occupa aussi du transport des grièvement blessés à l'hôpital de campagne de réception (Aufnahms feldspital) n° 11 à Ymonville, et on le continua le lendemain. Mais l'ordre de marcher en avant ayant été donné au corps d'armée dans lequel les compagnies sanitaires avaient été incorporées, on dut laisser une grande quantité de blessés à Tillai et à Villeprévost, et près d'eux resta un aide-major de Landwehr (Landwehr-assistenzarzt) avec des infirmiers militaires. Il parvint, il est vrai, en *menaçant* le maire de la localité, à obtenir des charettes de paysan et les vivres absolument indispensables, mais, à tous les points de vue, sa tâche n'en resta pas moins des plus difficiles jusqu'au 5 décembre, date de l'arrivée de l'hôpital de campagne de réception n° 6, lequel prit à sa charge les blessés dans les deux localités. La perte des hôpitaux de campagne qui étaient tombés au pouvoir des français après l'évacuation d'Orléans se fit sûrement sentir là et dans les combats qui suivirent.

Quatre hôpitaux s'établirent dans 4 villages voisins, y compris celui d'Ymonville dont l'établissement avait été abandonné pendant la bataille de Villepion (1er déc.)

Pendant les jours suivants furent également actifs dans les environs encore quelques hôpitaux de campagne qui, à cause des combats des jours suivants n'avaient pas eu à ne s'occuper exclusivement que des victimes de la bataille de Loigny-Poupry. En tous cas les hôpitaux de campagne suivants, soignèrent les blessés de la bataille de Loigny-Poupry :

A partir du jour de la bataille, celui que nous avons déjà cité, à Ymonville ; le 9e hôpital de campagne du 9e corps d'armée à Baigneaux ; le 2e du 13e corps d'armée à Bazoches-les-Hautes ;

A partir du 4 décembre, le 2e et le 6e hôpital de campagne du 1er corps d'armée Bavarois à Orgères se reportent à Villeprévost.

A Baigneux le 9e hôpital de campagne du 11e corps d'armée, utilisa ce que l'on appelle le château, la maison d'école et 15 maisons privées et y reçut 250 blessés. A partir du 5 décembre, cet hôpital fut aidé par une ambulance anglaise qui, lorsque le nombre des blessés eut baissé sensiblement par de nombreux exeat, partit cependant le 15 décembre, de compagnie avec la 1re section de l'hôpital de campagne de la 22e division d'infanterie, de sorte que, dès lors, il n'y eût plus que la 2e section qui pourvût au service à Baigneaux. Le 22 décembre, cette dernière fut relevée par la 1re section du 3e hôpital de campagne du 13e corps d'armée.

Le 2e hôpital de campagne du 13e corps d'armée, avait reçu l'ordre pendant la bataille du 2 décembre de s'établir à Bazoches-les-Hautes. En y arrivant il trouva le château et toutes les maisons utilisables pour un hôpital déjà occupées par le 9e hôpital de campagne du 13e corps d'armée, et il se dirigea immédiatement sur Brandelon ; les localités plus rapprochées du champ de bataille étaient en flammes. Les conditions hygiéniques à Brandelon laissaient certainement beaucoup à désirer ; la plupart des maisons d'habitation n'avaient qu'une seule pièce où l'on pût faire du feu, et l'utilisation des granges et des écuries était interdite par le froid rigoureux qui sévissait alors. En somme l'hôpital de Brandelon soigna 351 hommes, dont 342 blessés ; le 21 décembre on transporta les 32 hommes encore en traitement à Bazoches-les-Hautes, qui se trouvait dans de bien meilleures conditions hygiéniques ; l'hôpital avait reçu l'ordre d'y remplacer le 9e hôpital du 13e corps qui y avait jusque-là fonctionné.

Ce dernier avait le 2 décembre suivi la 17e division d'infanterie sur le champ de bataille, il s'était aussitôt installé à Bazoches-les-Hautes, et, comme nous l'avons dit plus haut, y avait pris possession de tous les emplacements utilisables pour en faire un hôpital. L'hôpital avait été obligé par la grande affluence des blessés du 2 et ensuite du 3 décembre, d'envoyer 300 légèrement blessés dans des postes de pansement, situés en arrière, tandis qu'il conservait 276 blessés, dont 48 français. Ce petit nombre de blessés français justifie bien ce que nous avons dit plus haut sur la façon dont les Allemands entendent la convention de Genève. A partir du 6 décembre, on put organiser le transport des malades. Le 21 décembre, le service à Bazoches-les-Hautes fut transmis au 2e hôpital de campagne du 13e corps d'armée. Après la réunion des restants du 2e et du 9e hôpital de campagne du 13e corps d'armée au 21 décembre, il ne restait en tout que

52 grièvement blessés à Bazoches-les-Hautes. Le 2e hôpital de campagne du 13e corps d'armée y opéra encore jusqu'au 21 janvier 1871, et y remit ce jour-là 12 blessés à la 1re section du 3e hôpital de campagne du 13e corps d'armée. Ce dernier, comme nous l'avons dit précédemment, occupé depuis le 29 décembre, dans les environs de Baigneaux à soigner 24 blessés, transporta le 20 janvier à Bazoches-les-Hautes, les neuf blessés qui lui restaient, où, y compris les 12 blessés qu'il avait reçus du 2e hôpital de campagne du 13e corps d'armée, il eut en tout 21 blessés à soigner. Le 23 février 1871 il termina son travail dans cet endroit.

L'hôpital de campagne de réception n° 2 du 1er corps d'armée bavarois, s'était établi le 4 décembre à Orgères, petite localité peu éloignée du champ de bataille de Loigny et de Bazoches-les-Hautes ; il y avait déjà là 308 hommes, pour la plupart grièvement blessés, confiés aux soins d'un médecin et de plusieurs infirmiers militaires.

Pendant les trois jours qui suivirent, il arriva encore de nouveaux blessés et des malades, eutre autres, le 7 décembre, un transport de 134 blessés qu'amenait là de Lumeau un Johanniterriser, de sorte que le nombre total des malalades reçus, s'élevait à 606 hommes. L'installation eut lieu dans des conditions très difficiles. Comme cette petite localité située non loin du champ de bataille, avait été complètement abandonnée par ses habitants et comme elle n'offrait aucun emplacement de grandeur suffisante, on avait été obligé d'abord, de remplir de blessés des chambres petites, mal aérées pour la plupart, impossibles à chauffer dans des maisons isolées, jusqu'à ce que, par suite des sorties, on put fournir un meilleur abri.

Le personnel médical reçut une aide bien désirée le 10 décembre, des médecins des deux hôpitaux de campagne n° 9 et n° 10 qui passèrent par là, et le 18 décembre les blessés le plus grièvement furent remis entre les mains de l'hôpital de campagne de réception n° 6 qui opérait dans les environs à Villeprévost.

A Villeprévost, village proche du champ de bataille des 1er et 2 décembre, et situé sur la route de Loigny et d'Orgères à Janville, ainsi qu'à Tillai-le-Peneux qui n'en est pas éloigné, il y avait 546 blessés reçus par les postes de pansement de l'hôpital de campagne de réception n° 6 du 1er corps d'armée bavarois, qui y étaient établis ; ils étaient couchés la plupart sur la paille, serrés les uns contre les autres, dans un petit château d'été, dans plusieurs granges et étables ainsi que dans une douzaine de maisons de la petite localité et, à Tillai surtout, quelques auberges plus importantes étaient bondées. Ce n'est qu'après plusieurs jours que des évacuations sur Toury et sur Chartres rendirent possibles des abris et des campements plus appropriés, grâce aussi aux lits de camp, dans le château et dans les maisons environnantes, à Villeprévost et à Tillai ; ce dernier endroit fut le 8 décembre remis comme succursale au médecin militaire suisse, le Dr Ris, qui venait d'arriver, avec un reliquat de 92 blessés.

De nombreuses congélations dont avaient eu à souffrir les blessés pendant le long temps qu'ils étaient restés couchés sur le champ de bataille par un froid de 8° Réaumur, et pendant leur séjour dans des pièces inchauffables, présentaient en outre une très désagréable complication surtout pour les blessures graves. Le 16 janvier 1871, l'hôpital cessa ses occupations en cet endroit par l'évacuation de ses 10 derniers blessés.

RÉSULTATS

Les pertes allemandes à la bataille de Loigny-Poupry, (d'après l'annexe 93 et la rectification de l'Etat-major général) ont été les suivantes :

Tués ou morts par suite de blessures.	57 officiers	714 hommes
Blessés..............................	149 »	2682 »
Disparus..............................	2 »	542 »
	208 officiers	3938 hommes (1)
Total...........	4146	

Les premiers secours ont été donnés par quatre détachements sanitaires ; immédiatement tout près du champ de bataille et le jour même de la bataille s'installèrent quatre hôpitaux de campagne, de sorte que l'on doit compter la présence de 48 médecins attitrés des établissements sanitaires, ce qui donne une moyenne de 86 blessés allemands pour chaque médecin. Les blessés ont continué d'être soignés par 6 hôpitaux de campagne.

---

(1) Dont 2.296 Bavarois. L'habitude des Prussiens était de faire soutenir le combat par leurs auxiliaires et de ne faire donner les troupes prussiennes qu'au moment de l'attaque finale. De notre côté nous avions perdu 7.000 hommes dont 2.500 prisonniers, trois généraux : de Sonis, Bouillé et Deplanque étaient blessés. Nous avions perdu en outre huit canons et une mitrailleuse.

PARIS
IMPRIMERIE DE LA SORBONNE
21, rue Cujas, 21

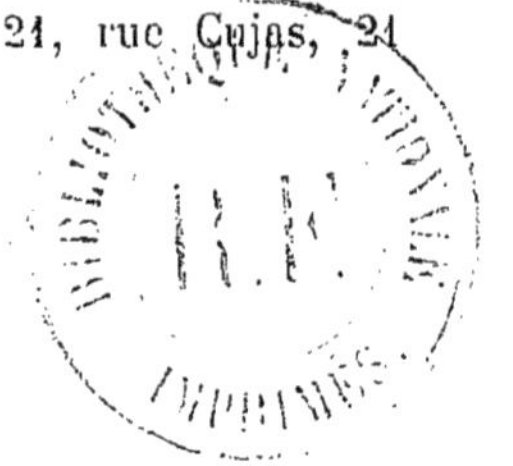

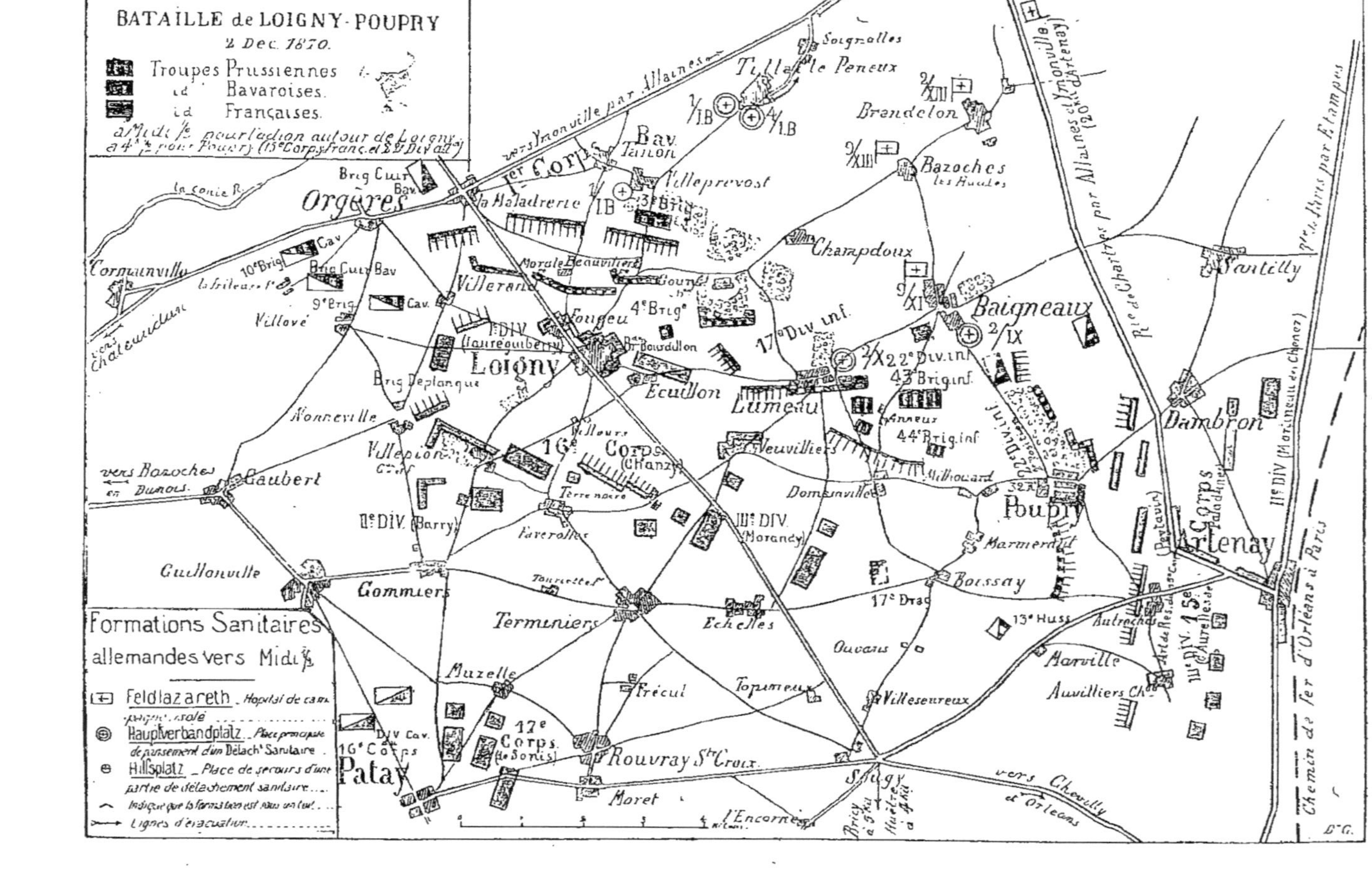
BATAILLE de LOIGNY-POUPRY
2 Dec. 1870.
Troupes Prussiennes
id Bavaroises.
id Françaises.
Formations Sanitaires allemandes vers Midi ½
Feldlazareth
Hauptverbandplatz
Hillsplatz
Lignes d'évacuation
Orgères
1er Corps
Bav.
Tanon
Villeprevost
Tillay le Peneux
Soignolles
Brandelon
Bazoches les Hautes
Champdoux
Baigneaux
17e Div. inf.
22e Div. inf.
43e Brig. inf.
44e Brig. inf.
4e Brig.
Loigny
Fougeu
Villerand
Morale Beauvilliers
Ecuillon
Lumeau
Villours
Terre noire
Villepion
Nonneville
Gaubert
vers Bazoches en Dunois
Guillonville
Gommiers
Terminiers
Faverolles
Echelles
Ouvans
Topineau
Villeneuve
Muzelle
Trécul
Patay
16e Corps
17e Corps (de Sonis)
Rouvray Ste Croix
Moret
l'Encorne
Sougy
Domainville
Veuvilliers
Milhouard
Poupry
Marmerault
Boissay
17e Drag
13e Huss
Autroches
Marville
Auvilliers Chau
Artenay
15e Corps
IIe DIV (Barry)
IIIe DIV (Morandy)
Dambron
Santilly
Cormainville
Villové
10e Brig
9e Brig
Brig Cuir Bav
Cav.
Brig Deplanque
la Maladrerie
vers Ymonville par Allaines
Rte de Chartres par Allaines et Ymonville (20 kil d'Artenay)
Rte de Paris par Etampes
Chemin de fer d'Orléans à Paris
vers Chevilly et Orléans
IIe DIV (Martineau des Chenez)
vers Châteaudun
la Conie R.
Brice à 5 kil
Huêtre à 4 kil

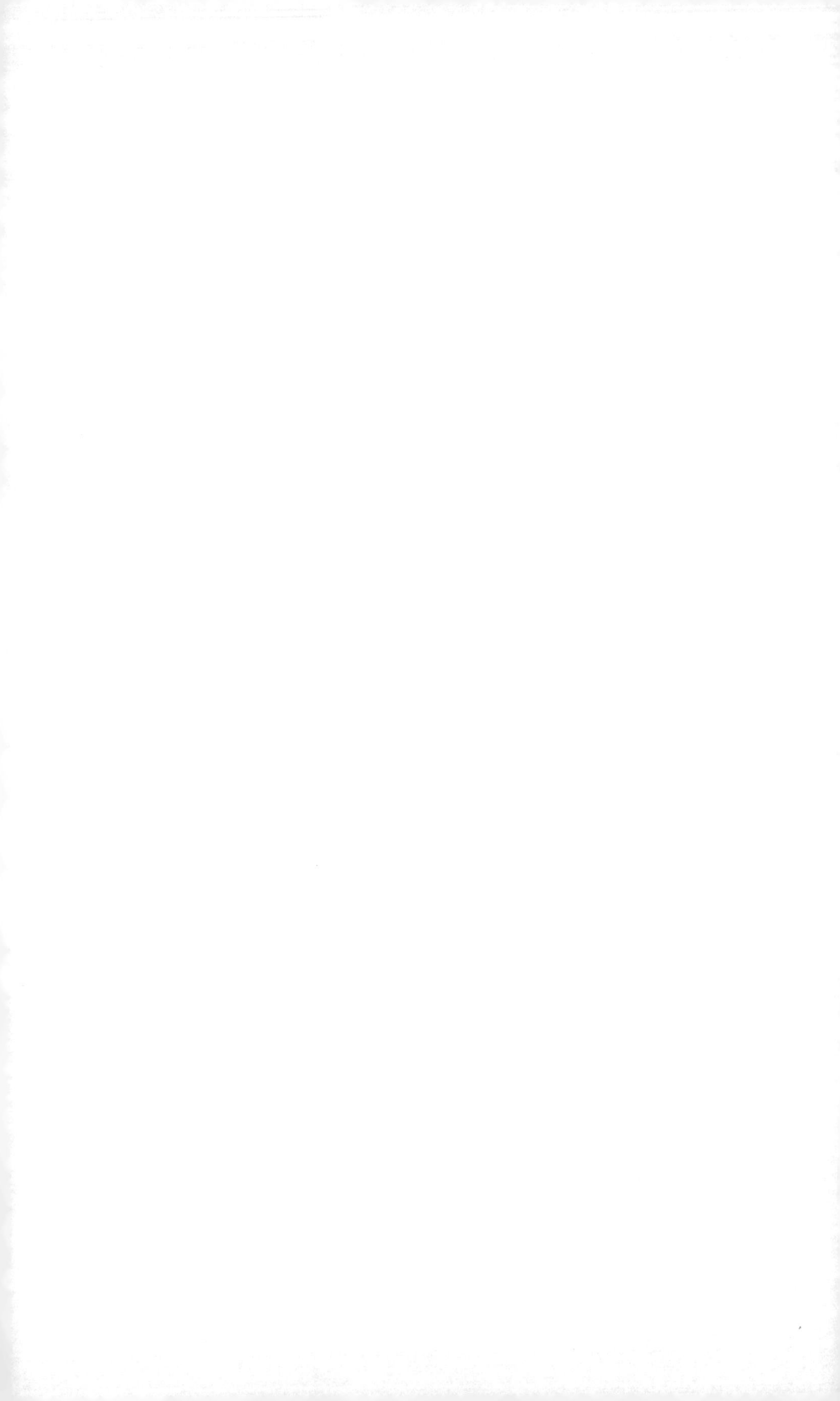

www.ingramcontent.com/pod-product-compliance
Ingram Content Group UK Ltd.
Pitfield, Milton Keynes, MK11 3LW, UK
UKHW021023200726
13857UKWH00004B/1540

9 782012 879300